뇌 100가지 새로운 지식

그 형태, 기능에서 질환까지

모리 아키다네 지음
편집부 옮김

전파과학사

머리말

'당신은 이 책을 손에 잡고 첫 페이지를 펼쳐서 처음 문자부터 읽기 시작한다. 아무런 거침도 없이 한 순간에 이해하고 곧 첫째 페이지를 끝내고 오른손으로(혹은 왼손으로) 다음 페이지를 펼치고 있다. 그리고 그 내용의 하나하나가 뇌에 입력된다.'

이러한 학습이나 기억에 관한 작용을 위시하여 우리들 개인의 일상생활에서의 모든 순간순간을 책임지고, 또한 지탱시켜 주는 것은 의심할 여지도 없이 '뇌'이다.

뇌 속에는 은하계의 별의 수만큼이나 되는 약 1천억 개의 세포가 있고, 뇌의 주요한 작용은 그중 140억 개의 대뇌에 있는 뉴런(신경세포)이라고 부르는 기능 단위에 의해 이루어진다.

금세기의 후반에 분자생물학 혹은 생화학은 눈부실 정도로 급격한 진보를 이루었다. 예부터 많은 수수께끼를 간직한 성역이었던 뇌에 대해서도 최첨단 과학기술을 적용한 접근이 이루어져 최근에는 상당히 많은 정보가 집적되었다.

다시 말해 뇌의 기능 단위인 뉴런의 초미세구조, 내부의 화학 물질적 구성, 그러한 화학물질에 의한 미세한 기능 구성의 개요가 밝혀지는 것과 함께 감각계나 운동계 등, 뇌의 작용에 있어서의 기본적인 체계의 신경회로망이나 그것이 기능을 발휘할 때의 뉴런의 내부나 뉴런과 뉴런간의 정보처리 메커니즘에 대해서도 분자 수준에서 많은 것을 이해하게 되었다.

인간은 어디까지 뇌를 이해할 수 있을까? 20세기에 비약적으로 발전한 뇌 연구의 실적을 발판으로 하여 새로운 시대, 21세기를 향해 뇌를 더욱더 이해하기 위해서 우리들 뇌 연구자들은 매일 매일 착실히 연구를 진행하고 있다. 뇌를 더욱 깊게 이해하고, 인간이 보다 인갑답게 살기 위해서이다.

이 책은 의학이나 생물학을 공부하려는 사람뿐만 아니라 넓은 교양으로 '뇌 과학'에 흥미를 갖는 사람들의 입문서로서 쓴 것이지만, 어느 정도는 어느 부분에서든지 흥미 있는 것부터 골라 읽어도 괜찮게 소항목식으로 하였다.

집필은 다음과 같이 분담하였다.

1~20   오카야마대학 의학부 해부학 제1강좌 강사 미즈카와 기미나오

21~40   오카야마대학 의학부 뇌대사연구시설 조수 요코이이사오

41~60   오카야마대학 의학부 뇌대사연구시설 교수 모리아키다네

61~70   오키야마대학 의학부 뇌대사연구시설 조교수 오가와 노리오

71~80   가가와현립중앙병원 신경내과 부장 야마모토 미쓰토시

81~90   오키야마대학 의학부 신경정신의학교실 의국장 모리모토 기요시

91~100   오사카 시라가베 스포츠클리닉 소장 고바야시 기요후미

이 책의 각 항목을 집필 담당하신 분은 모두가 나의 공동 연구자 또는 친구이며 어느 분이나 그 전문 영역 제일선의 연구자들이다. 끝으로 출판에 있어 여러 가지로 협조하여 주신 과학도서 출판부의 오오에 지히로 씨에게 깊은 감사를 전한다.

모리 아키다네

지은이

오가와 노리오

도쿄(東京) 출신으로 오카야마대학 의학부를 졸업했다. 오카야마대학 의학부 제3내과 조수, 오카야마대학 의학부 뇌대사연구시설 조교수를 역임한 의학박사이다. 저서로는 『내과의를 위한 임상치매학』 등이 있다.

고바야시 기요후미

가나가와현 출신으로 오카야마대학 의학부를 졸업했다. 오사카대학 의학부 부속병원 의원, 오카야마대학 의학부 뇌대사 연구시설 조교수, 의료법인 무호카이 오사카 시라카베 스포츠클리닉 소장을 역임한 의학박사이다. 저서로는 『정신신경질환의 임상생화학』 등이 있다.

미즈카와 기미나오

오카야마현 출신으로 교토부립 의과대학 대학원을 수료했다. 교토부립 의과대학 소아과 조교수, 오카야마대학 의학부 해부학 제1강좌 조교수, 강사를 역임한 의학박사이다. 저서로로 『신뇌의 리셉터』(공저) 등이 있다.

모리 아키다네

오카야마현 출신으로 오카야마대학 의학부를 졸업했다. 오카야마대학 의학부 뇌대사연구시설 교수를 역임한 의학박사이다.

저서로는 『뇌와 아미노산』, 편저로는 『GUANIDINES Ⅰ, Ⅱ』
등이 있다.

모리모토 기요시

오카야마현 출신으로 오카야마대학 의학부를 졸업했다. 오카
야마대학 의학부 신경정신의학교실 의국장을 역임한 의학박사
이다.

야마모토 미쓰토시

오카야마현 출신으로 오카야마대학 의학부를 졸업했다. 동
의학부 신경정신과 조교수, 가가와현립 중앙병원 신경내과 부
장, 오카야마대학 의학부 비상근 강사를 역임한 의학박사이다.
저서로로 『신경내과의 처방설계』(공저) 등이 있다.

요코이 이사오

가가와현 출신으로 오카야마대학 대학원 의학연구과를 수료
했다. 미국 미네소타주 메이요 클리닉 객원 연구원, 오카야마대
학 의학부 뇌대사 연구시설 기능생화학부문 조교수를 역임한
의학박사이다.

차례

8

2장 신경생리의 기초

3장 별로 알려져 있지 않은 뇌 기능의 이야기

5장 뇌의 리셉터

6장 뇌검사 : 검사로 뇌의 어떤 것을 알 수 있는가

7장 뇌질환

8장 뇌에 작용하는 약

1장 뇌 형태를 탐구한다

뇌를 알려면
그 모습과 모양을
먼저 알아 둘 필요가 있다.
과연 문제가 되는
뇌의 모습과
모양은 어떻게 되어 있을까?
몸속에서 가장 복잡한 형태를 하고 있으므로
모르는 일도 많고
현재에도
세계의 신경과학자들이
정력적으로 연구를 계속하고 있다.
그러나 알려진 사실도 많이 있으므로
쉽게 단념하지 말고 읽어 보기 바란다.

1. 정신의 자리로서의 뇌: 뇌는 '마음'의 안식처인가?

20세기는 뇌의 시대라고 하는데 도대체 뇌란 무엇인가? 사물을 생각하고 행동하거나 마음이 훈훈한 이야기에 감격하거나 감사하면서 일상생활이나 사회생활을 원만하게 하는 인간다운 모든 행동은 뇌에 의존하고 있다. 그 때문에 뇌는 우리의 존재 그 자체라고 해도 좋다.

그렇지만 뇌가 중요한 과제로 된 것은 의외로 새로운 일이다. 그렇다고 해도 인간에게 가장 중요한 정신이나 마음은 대체 어디에 머무르고 있는가라고 질문하면, 많은 사람들은 가슴 근처를 누르면서 '여깁니다'하고 대답할 것이다.

이것은 심장이 뇌보다 인간에게 더없이 중요하다는 것을 말하고 있다. 실제로, 가슴에 손을 얹으면 쿵쿵하는 힘찬 박동을 느끼게 하는 심장에 비하면 뇌의 중요성은 매우 감지하기 어려울 것이다.

불행한 일이지만 전쟁이나 교통사고로 머리를 다쳤거나 장애를 입어 멀쩡한 신체를 갖고 있으면서도 반신불수거나 의식이 없는 것을 보면 비로소 뇌가 얼마나 중요한 장기인가를 알게 된다.

그렇다면 대관절 뇌는 어떤 구조를 하고 있으며 어떤 작용을 하는 것일까? 기억, 의지, 창조 등의 복잡한 정신 활동이 뇌에서, 특히 신경세포의 작용으로 생겨난다는 현상은 틀림없는 사실이다. 그런데도 불구하고 그 상세한 진행 과정에 대해서는 아직도 충분히 해명되지 않고 많은 미지의 부분이 남아 있어서 앞으로의 연구 분야가 된다.

2. 뇌의 발달: 처음엔 하나의 관이 있었다

사람의 몸은 약 60조 개의 세포로 이루어져 있다. 그러나 놀랍게도 그 원천을 더듬으면 단지 1개의 수정란에서 시작된다. 수정 후 엄청나게 세포분열을 되풀이 하여 수를 늘려 가서 3주쯤 되면 피부와 같은 외배엽(外胚葉) 유래의 세포 덩어리가 신경판으로서 1층의 세포집합체를 이루고, 장차 뇌가 되는 원기를 형성한다.

다시 이 신경판은 함입하여 1개의 신경관을 이룬다. 이것을 형성하고 있는 매트릭스세포는 신경세포로 성장, 발달해 간다. 그리고 전방의 뇌관에는 전뇌포, 중뇌포, 능형세포라는 3개의 팽창부가 형성되고, 뇌라는 그야말로 정교한 유기적 구조를 갖는 것으로 된다(그림 1-1). 이 신경세포의 발달에 관해서는 두드러진 두 가지 특징이 있다.

첫째는 태생기에는 신경세포가 활발하게 분열하고 분화하는데, 출생 후에는 두 번 다시 세포분열을 하지 않는다는 것이다. 둘째는 최근에 주목된 사실이지만 신경계의 발달과정에서 보다 유효한 신경회로 형성을 촉진하기 위해 신경연락이나 신경회로의 형성시기와 일치하여 자연이 세포가 죽어 간다는 자연세포사의 성질이다.

이러한 두드러진 성질을 나타내면서 신경계의 발달 과정에서 신경세포는 증식, 이동, 집합, 분화, 사멸이란 대단히 동적인 움직임을 나타내면서 합목적이고 조밀한 신경회로를 가진 뇌를 완성해 간다. 육안으로 전뇌는 종뇌와 간뇌로 나눠지고, 종뇌는 최종적으로 대뇌피질로 발달하고, 간뇌는 시상과 시상하부를 형성한다. 인간의 뇌에서 보이는 특징은 종뇌 이후의 대뇌의

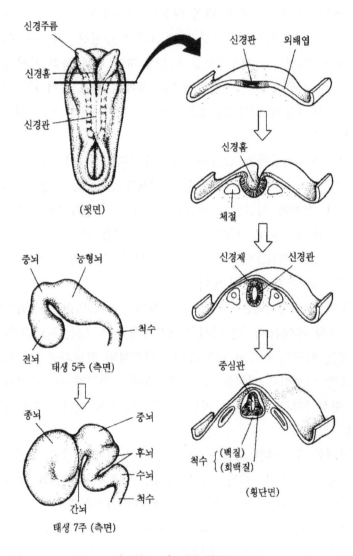

〈그림 1-1〉 뇌의 발달도

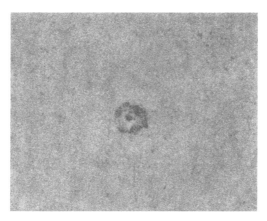

〈그림 1-2〉 사람의 대뇌피질에 출현한 노인반

특출한 발달과 특수화이다.

　뇌는 이렇게 성장하면서 그 기능을 충분하게 발휘하도록 분화, 발달해 가는데, 얼마 후에는 다른 조직과 마찬가지로 노화한다. 뇌의 노화 현상의 가장 대표적인 변화는 육안으로는 뇌의 수축이고 현미경으로는 '노인반'의 출현이며, 정상적인 신경섬유회로의 혼란을 관찰할 수 있는데, 증상은 '치매'로 나타난다(그림 1-2). 이렇게 노화는 발달의 최종 단계로서 실로 현대적인 문제가 되고 있다.

3. 신경정보전달계(중추신경계와 말초신경계): 순식간에 정보가 모이고 통합되어 전신으로 퍼지는 명령기구

　몸속에는 세포 간에서 정보 교환을 행하여 각각의 세포활동을 유기적으로 통합하기 위한 두 가지 큰 체계가 있다. 하나는 내분비계이고 또 하나는 신경계이다(표1-1).

　호르몬을 매개물로 하는 내분비계에서의 정보전달 속도는 매

〈표 1-1〉 체내에 존재하는 정보전달 체계

a. 내분비계 ‥‥‥ 호르몬에 의한 화학적 정보전달

b. 신경계 ‥‥‥ { 전기적 정보전도
화학적 정보전달

초 수밀리미터에서 수센티미터로 느리다. 한편, 신경계에서는 전기적 신호와 화학적 전달물질의 두 가지가 조절 및 통합을 하고 있다.

신경계에는 뇌와 척수(脊髓)로 이루어지는 최고 사령본부인 중추신경계와 외계 및 전신의 모든 부위로부터 각종 정보를 신속하고도 정확하게 중추에 전하고, 중추로부터의 명령을 효과적으로 전하는 연락망인 말초신경계가 있다. 그러므로 중추신경계란 전해지는 정보를 집적하고 통합하여 과거의 기억 등을 참고로 판단하여 최종 명령을 내리는 일련의 신경세포의 회로망(네트워크)으로 구성된 컴퓨터라고 할 수 있다.

한편 말초신경계는 중추신경계와 신체의 각 부분을 연락하는 것으로 주로 신경세포에서 나온 돌기(신경 돌기)가 다수 모여 다발을 이룬, 이른바 신경이거나 그물눈이어서 일종의 통신회선이다.

이들의 신경계 내에서는 내분비계에 비해 훨씬 빠른 속도로 정보 전달이 행해져 정보전달 속도는 획기적으로 빨라, 매초 1m 정도이고 순식간에 전파된다. 사람의 몸속에는 뇌나 척수 이외에도 신경세포가 집단으로 많이 존재하는 부위가 있어 신경절이라고 부른다.

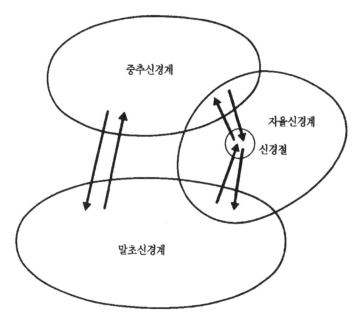

〈그림 1-3〉 신경계의 개요

　신경절의 세포는 지각에 관계하거나 내장이나 혈관의 평활근 운동이나 분비 조절 등의 부수적인 작용을 제어하는 것이 주요 역할이며, 이러한 작용을 하는 신경을 자율신경이라고 한다. 이 자율신경을 포함하여 중추신경계와 말초신경계가 서로 밀접하게 연관하여 신체가 전체 조화를 이룬 유기체로서 유지하고 있다(그림1-3).

4. 대뇌피질: 고차원의 지적 기능을 다스리는 뇌

　인간의 뇌는 무게 1,300g 전후의 장기이며 대뇌와 소뇌로 구별할 수 있다. 소뇌는 뇌 전체의 약 10%로 주요한 작용은

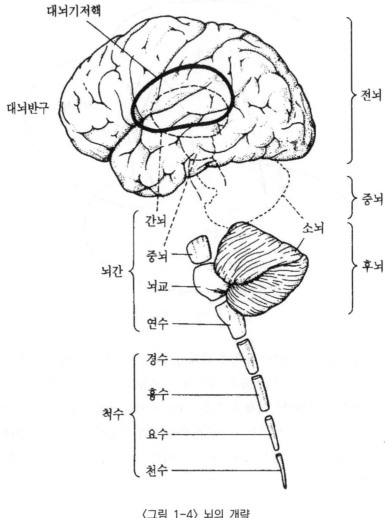

대뇌기저핵

대뇌반구

전뇌

중뇌

간뇌

중뇌

뇌교

연수

뇌간

소뇌

후뇌

경수

흉수

요수

천수

척수

〈그림 1-4〉 뇌의 개략

운동조절이고 지적 기능의 작용에는 직접 관계하지 않는다. 대
뇌는 좌우 1쌍의 대뇌반구, 내뇌변연계와 대뇌기저핵, 또한 척

수와 연락하는 뇌간 부분으로 구분된다. 뇌간이란 간뇌, 중뇌, 뇌교, 연수를 총칭한 것이다(그림 1-4).

이 항에서는 기억, 판단 등의 고차원의 지적 기능을 다스리는 대뇌피질의 구조에 대하여 생각해 보자. 대뇌반구에는 깊은 홈이나 얕은 홈이 많이 있으며 그 표면에는 주름이 있다. 이 주름을 형성함으로써 대뇌의 표면적이 크게 증가하며 신문지 크기까지로 넓어진다는 것이 알려져 있다.

가장 큰 홈은 중심구(Rolando 구)이며, 전하방에서 후방으로 받은 것은 외측구(Sylvious 구)이다. 그리고 대뇌피질은 이들의 홈에 의해 전두엽, 두정엽, 후두엽, 측두엽으로 각각 구분된다. 또한 외측구의 안쪽에는 섬(島)이라고 부르는 부분이 숨어 있다.

양측의 대뇌반구를 밀접하게 연결하는 것으로 뇌량(腦梁)이 있으며, 연합 섬유의 다발로 이루어져 있다(그림 1-5).

다음에는 뇌의 단면을 보자. 회백색을 한 부분과 백색 부분이 육안으로 구별되며 각각 회백질과 백질이라고 부른다. 회백질부는 대뇌피질이라고 부르며 신경세포가 다수 존재하고, 백질은 수질이라고도 부르며 주로 신경섬유의 다발이 통하고 있는 장소이다.

그러므로 뇌 전체를 대형 컴퓨터라고 하면 뇌의 신경세포는 컴퓨터의 소자로, 신경섬유는 도선으로 비유할 수 있다. 뇌의 2개의 반구는 대뇌반구로서 현재까지는 일단 동일하게 다루어지고 있으나 현대적으로는 해부학적으로나 기능적으로 결코 동일하지 않다는 것을 강조해야 할 것 같다.

인간에게 있어 뇌 중에서 특히 발달한 것은 지(知), 정(情), 의(意)를 다스리며 대뇌피질이라고 부르는 부분이다. 이 대뇌피질

22

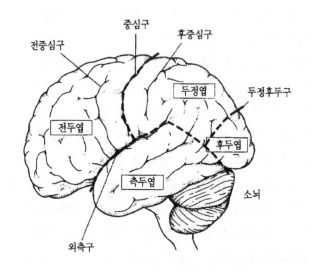

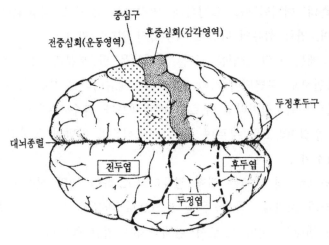

〈그림1-5〉 대뇌반구의 외관

은 부위별로 전문 분야가 갈라져 세부적인 분업을 이루고 있다. 즉, 대뇌피질은 운동영역, 감각영역(시각, 청각, 미각, 후각, 평형감각) 등으로 나눠져 있다. 대뇌피질의 평균 두께는 2.5㎜, 표면적은 225㎠, 용적은 550㎤이며, 신경세포의 수는 140억이라고 한다(그림1-6).

다음은 광학현미경으로 뇌의 단면을 관찰하면 이 대뇌피질은 뚜렷한 층 구조를 나타내며, 기본 세포 구축은 6층 구조로 되어 있음을 알 수 있다. 이들 피층 내에도 정보를 받아들이는 부위, 또한 이들 정보를 통합하고 판단하여 명령을 내는 부위 등 각층에 전문적인 역할이 있다.

이들 층 구조의 발달 정도도 대뇌피질의 기능 분업이나 피질 부위에 따라 차이가 있다. 자연계에서 보여 주는 적재적소의 원칙은 아름답고도 훌륭하다고 말하지 않을 수 없다. 손, 발이나 안면 운동을 다스리는 운동영역은 중심구의 전방에 있으며, 손이나 신체 각 부분의 감각을 다스리는 체성 감각영역은 중심구의 뒤편에 있다. 대체로 운동만인 발을 위해서는 근소한 대뇌피질 부분이, 섬세한 운동을 하는 손이나 손가락을 위해서는 넓은 범위의 대뇌피질의 운동영역이 할당되어 있다.

다시 말해서 손의 운동을 위해서는 넓은 범위의 대뇌피질, 즉 다수의 신경세포가 관련되어 있어서 그만큼 섬세한 운동을 할 수 있게 된다. 감각에 대해서도 마찬가지로 손 쪽이 많은 대뇌피질의 신경세포를 사용하므로 그만큼 섬세한 부분의 상세한 감각을 잘 느낄 수 있게 된다.

좌측뇌의 전두엽 하후방에는 브로카(Broca)의 중추라고 부르는 운동성의 언어영역이 있고, 또 측두엽을 중심으로 하여 두정엽에 걸쳐서는 베르니케의 중추라고 부르는 감각성의 언어영역이 있다.

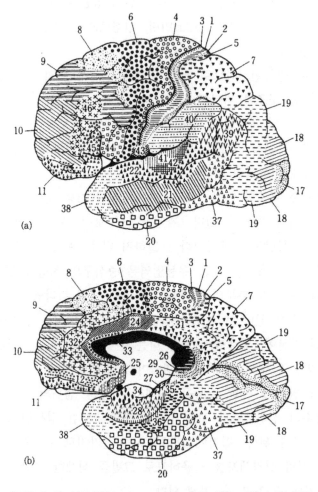

〈그림 1-6〉 브로드먼(Brodmann, 1909)에 의한 사람 뇌의 세포
구축학적 분류. 브로드먼은 사람 대뇌반구를 10영
역, 47분야로 분류하여 그림과 같은 뇌 지도를 작
성하였다. (a)는 외측에서 본 상태 (b)는 반절하여
본 것이다

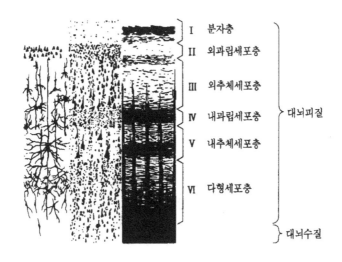

Ⅰ	분자층
Ⅱ	외과립세포층
Ⅲ	외추체세포층
Ⅳ	내과립세포층
Ⅴ	내추체세포층
Ⅵ	다형세포층

대뇌피질

대뇌수질

〈그림 1-7〉 대뇌피질 단면도

이들 뇌 부분이 국한적으로 장애를 입으면 운동성 실어증이 나 감각성 실어증이라고 부르는 특유한 증상을 일으키는 실어 증이 나타난다. 또한 양측의 측두엽(側頭葉)에는 1차 청각영역, 후두엽에는 1차 시각영역이 있다. 그 이외 부분의 대뇌피질은 연합영역이라고 부르며 특정한 역할은 분명하지 않다. 이 연합 영역은 고차원의 지적 기능 등 고급 기능을 다스리는 것으로 여겨지나 상세한 것은 전혀 알려져 있지 않다.

대뇌피질은 외관상으로는 우측과 좌측이 같아서 언뜻 보아 좌우 대칭같이 보인다. 그러나 앞서도 말한 것과 같이 언어영 역에 관해서는 분명히 1측성임이 알려져 있다. 그 이외에도 대 뇌반구의 역할은 좌우가 크게 다르다. 이러한 사실은 스페리 (Sperry)가 처음으로 분명하게 증명하였다.

좌뇌는 언어적, 산술적, 논리적 등의 기호적인 역할이 중심이

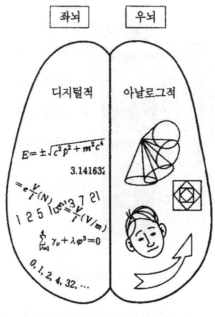

〈그림 1-8〉 좌뇌와 우뇌

며, 한마디로 말해 디지털적인 뇌이다. 그에 반해 우뇌는 비언어적인 공간인지와 도형이나 영상처리 등 정서적이고 수식이나 숫자로 치환하는 것이 매우 어려운 일을 순식간에 처리할 수 있는 아날로그적인 뇌이다.

즉, 좌뇌=디지털형, 우뇌=아날로그형으로 요약할 수 있다(그림 1-8). 이러한 차이는 뇌의 어떠한 구조적 차이에 의해 생기는가는 아직 해명되어 있지 않고, 다만 현상적으로 파악하고 있을 뿐이다. 그러나 구조와 기능은 항상 깊은 관계가 있으므로 가까운 장래에는 반드시 구조적 차이에 대해서도 밝혀지리라 본다.

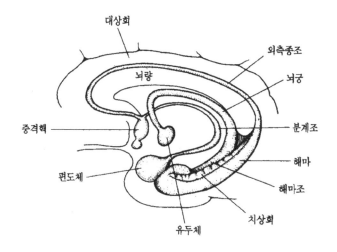

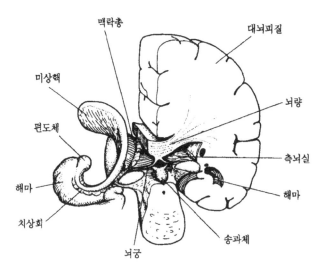

〈그림 1-9〉 대뇌변연계도

5. 대뇌변연계: 본능적인 뇌

대뇌피질 밑에는 감정, 본능적 충동 등을 다스리는 보다 원시적이며 본능적인, 이른바 동물적이라고 할 수 있는 뇌가 있는데 이를 대뇌변계라고 부른다. 브로카는 정동 및 후뇌(嗅腦)의 연구를 하면서 모든 포유류의 뇌 속에는 뇌간을 둘러싸는 공통의 구조가 있다는 것을 알고 이것을 대뇌변연계로서 총괄하였다.

해부학적으로 대뇌변연계에는 뇌량하회(腦梁下回), 대상회(帶狀回), 해마방회(海馬傍回), 치상회(齒狀回), 해마, 편도체, 중격핵 등이 포함된다(그림 1-9). 이 중에서도 해마는 바다에 사는 해마와 같은 특징적인 형태를 갖고 중심적인 존재이므로 특히 주목되고 있다. 발생 초기에는 해마는 맥락열과 해마구의 사이에 있으나 대뇌반구가 크게 발달함에 따라 좌우의 반구를 연락하는 뇌량도 발달하고, 뇌궁(腦弓)과 원피질의 배측부 사이에 들어가게 된다. 그리고 대뇌반구의 내측면을 뒤쪽에서 배접하는 것 같이 존재하여 고등 기능을 다스리는 대뇌피질과 연락하므로 기능적으로 연결되게 된다.

한편, 이 해마를 전기적으로 자극함으로써 과거의 기억이 되살아나는 현상을 캐나다의 뇌외과 의사인 펜필드가 발견하면서부터 해마 영역은 기억의 장으로서도 크게 주목받고 있다. 또한 간질의 초점으로서도 중요한 부위로 여겨진다.

6. 시상: 감각의 중계소로서의 뇌

시상은 간뇌 중에서 가장 크며 5분의 4를 차지하고 있다. 잘 발달한 회백질이며 소형의 뉴런이 다수 존재하며 몇 개의 집단을 이루어 아핵(亞核)을 형성하고 있다(그림 1-10). 시상이란 시

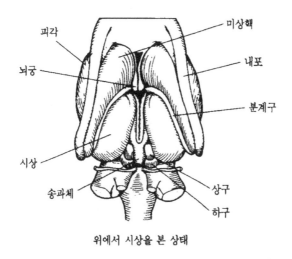

피각

뇌궁

시상

송과체

미상핵

내포

분계구

상구

하구

위에서 시상을 본 상태

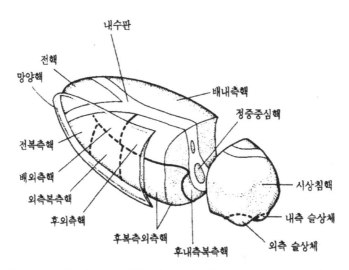

내수판

전핵

망양핵

전복측핵

배외측핵

외측복측핵

후외측핵

후복측외측핵

후내측복측핵

배내측핵

정중중심핵

시상침핵

내측 슬상체

외측 슬상체

〈그림 1-10〉 시상도: 시상은 내수판에 의해 크게 3개 부분, 외측부, 내
측부, 분측부로 구분된다

신경이 통하는 잠자리란 뜻인데, 원래 라틴어로는 '대기실' 또는 '침실'이란 뜻이다.

그리고 기능적으로는 모든 부위에서의 감각 정보를 수집하여 중계하는 장소이다. 그러므로 감각의 '대기실'이란 그 본질을 파악한 참으로 적절한 이름이라 할 수 있다. 시상의 역할은 그 복잡한 핵 구성과 섬유 연락의 양식으로 추측할 수 있는 것과 같이 다종다양하다.

중요한 기능은 전신의 감각적 정보를 모두 집중시켜 적절히 처리하고, 어떤 것은 하위의 중추로 명령을 돌려보내고, 어떤 것은 다시 상위의 대뇌피질로 전달하며 특정한 감각을 만들어내는 일이다. 즉, 시상이란 것은 감각 정보에 있어서의 중요한 중계기지이다.

동시에 각각의 흥분을 통제하는 장이기도 하며, 특정한 감각으로는 파악하기 어려운 유쾌, 불쾌, 불안이나 공포 따위의 감각의 기저를 이루는 막연한 감각을 유발하는 기능이 있다는 것도 알려져 있다.

7. 시상하부와 하수체: 체내 항상성을 조절하는 뇌

간뇌에 속하는 또 하나의 큰 부위는 시상하부라고 부르는 부위이다. 이 시상하부는 제3뇌실저를 둘러싸는 것같이 시상의 아래에 존재한다. 또한 뇌의 저면(底面)을 관찰하면, 10㎜ 정도의 콩 크기의 하수체가 시상하부에서 고깔 모양으로 돌출하여 있다(그림 1-11). 이 하수체는 매우 작으나 수많은 호르몬을 분비하여 전신의 내분비선을 지배, 통합하고 있는 최고 지령본부이며 중요한 기능을 담당하는 장기이다.

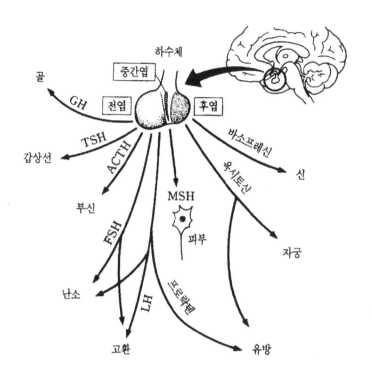

하수체가 지배하는 전신의 기관

〈그림 1-11〉 시상하부와 하수체(Ⅰ)

　간뇌의 시상하부와 호르몬에 의한 체액성 조절에 지배적 역할을 하는 하수체가 이와 같이 근접한 위치적 관계를 타나내고 있는 것으로도 양자가 기능적으로 밀접한 관계를 갖고 있다는 것은 쉽게 상상할 수 있다.

　내장을 중심으로 한 복잡한 생명활동은 우리 자신이 별로 신경을 쓰지 않아도 잘 영위되고, 내장기관의 정상적인 움직임과 내부 환경의 항상성(Homeostasis)은 신경계의 정교한 조절과 통합의 기능으로 유지된다.

이와 같이 시상하부는 체내의 항상성을 자동 조절하는 이른바 자율신경의 중추 기능을 다스리고 있는 것이다. 자율신경계는 다른 신경계와 마찬가지로 내장의 정보를 중추에 전달하는 상행성(上行性)의 신경로와 중추에서 내장으로 명령을 전달하는 하행성(下行性)의 신경로로 이루어져 있다.

또, 기능상으로는 교감신경계와 부교감신경계로 구분된다. 이렇게 시상하부의 뉴런은 혈압, 체온, 소화, 흡수성 기능 등의 작용을 지배하고 있는 자율신경계 전체를 직접 지배하고 있다. 신체의 여러 가지 기능의 균형은 실로 시상하부의 잘 조절된 공동 작업에 의해 유지되며, 생명을 유지하는데 불가결하고 중요한 중추라고 할 수 있다. 그러므로 시상하부를 생명 중추라고 부르는 것이다.

시상하부는 해부학적으로는 몇 개의 핵군으로 구분되며, 크게 전군, 중군 그리고 후군으로 나눌 수 있다. 전군은 종속 유지를 위한 성욕을 일으키는 성의 중추이고 시색전야(視索前野)가 중심이 된다. 중군에는 식욕의 중추로 섭식, 만복 중추가 있으며, 배내측핵, 복내측핵 및 외측영역이 포함된다. 후군은 체온 조절의 중추이다.

또한 이 시상하부와 하수체의 영역은 시상하부 하수체계로서 하나로 총괄되며 대단히 밀접한 관계가 있다. 즉, 신경계와 내분비계가 이 부위에 있는 하수체 문맥계에 의해 잘 연결되어 있다.

하수체는 전엽, 후엽과 중간엽으로 이루어진다. 전엽에는 10종류 정도의 내분비선을 조절하는 호르몬을 생산하는 내분

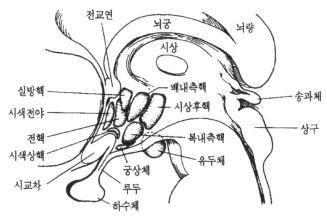

시상하부에 존재하는 핵

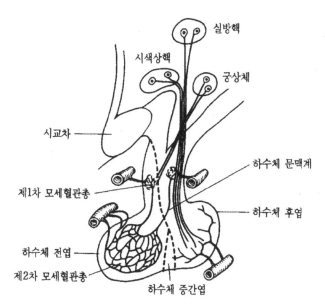

〈그림 1-11〉 시상하부와 하수체의 관계(Ⅱ)

비세포가 있으며 전신의 내분비선을 지배 통합하고 있다. 또한 이들 내분비계 세포 자체도 하수체 문맥계에 의해 다시 상부의 시상하부에 존재하는 신경세포가 생산하는 유리호르몬(Releasing h.)에 의해 조절 지배되고 있다. 후엽에는 시상하부에 있는 신경세포의 말단에 축색이 길게 뻗어있고, 항이뇨호르몬(Vasopressin)이나 옥시토신(Oxytocin) 등의 후엽호르몬을 분비한다. 이와 같이 시상하부에 있는 이들 세포는 호르몬을 분비하는 신경세포이다.

또한 이들 신경세포는 후엽 이외에도 돌기를 내고 뇌 전체에 그 가지를 뻗고 있다는 것이 면역조직 화학적 연구법의 발달로 증명되었다. 그러나 그 생리적 의의에 대해서는 불분명한 점이 많고, 후의 연구 성과가 기대되고 있다.

8. 대뇌기저핵: 원활한 운동을 위한 뇌

대뇌기저핵이란 대뇌반구의 백질 중심부에 있는 1군의 신경핵군으로 선조체(미상핵)와 피각, 담창구(淡蒼球)를 포함한 명칭이며, 의식하지 않고 자연스럽고 원활한 운동을 위한 중추라고 여겨지고 있다. 선조체(線條體)는 대뇌피질의 거의 모든 장소로부터 모든 종류의 감각 정보와 운동계의 활동 상태에 대한 정보를 받아들이고 있다(그림1-12).

선조체란 이름은 이 핵이 운동피질과 감각피질로부터의 연락을 행하는 대단히 많은 수초(髓鞘)를 갖는 축색(軸索)에 의한 선조 구조를 나타내기 때문이다. 또한 선조체는 시상핵부터 대뇌피질에서 처리되기 전의 감각정보를 받는다. 해부학적으로는 미상핵과 피각의 구조는 유사하며, 양핵 모두 풍부한 모세혈관과

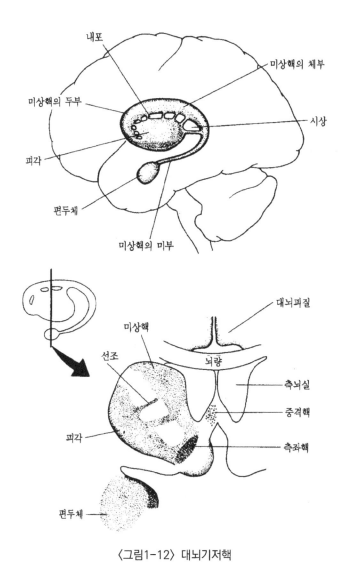

〈그림1-12〉 대뇌기저핵

무수신경섬유 속을 포함하며 신선조체로서 총괄되기도 한다.
이들 기저핵은 내포의 신경섬유군에 의해 먼저 설명한 시상과 떨어져 있다. 또 피각과 담창구를 묶어서 렌즈핵이라고 부르기도 한다. 또한 특기한 것은 이 선조체에는 흑질에 세포체가 있고, 도파민이란 전달물질을 포함한 신경섬유가 얽혀 강력한 연결을 이루고, 운동 기능에 있어서 중요한 역할을 하는 것이 알려져 있다.

대뇌기저핵의 기능에 대해서는 아직 충분하게 밝혀져 있지 않다. 그러나 대뇌기저핵은 일상생활에서 의식하지 않고 무의식중에 이루어지는 얼굴의 표정, 자세, 보행시 팔의 움직임 등 각 개인의 특징과 관계되는 행위와 깊은 관계가 있다고 한다.

또 보행, 글쓰기, 수영, 자전거, 댄스 등의 습득에 대해서도 복잡한 반복 운동은 고정화한 운동 패턴이 되어 대뇌기저핵에 축적되는 것으로 여겨진다. 다시 대뇌기저핵은 근(筋)긴장, 특히 자세의 유지와 관계되는 근긴장에도 관여하고 있다. 이 부위의 뉴런이 손상되는 질환으로는 헌팅톤무도병(Huntington's Chorea)이 잘 알려져 있다.

대뇌기저핵에 장애가 있는 환자에는 특히 이상 운동, 디스키네시아(Dyskinesia)가 출현한다. 즉, 얼굴, 체간, 사지 등에 여러 가지 간격을 두고 부수의 운동이 생기거나 운동저하[하이포키네시스(Hypokinesis): 운동성이 이상적으로 감약하여 협조 운동을 할 수 없는 상태], 떨기 그리고 고축(固縮) 등의 증상이 일어난다.

9. 흑질과 적핵: 색채가 있는 뇌

뇌 속에는 육안으로 구분되는 뇌의 부위가 알려져 있다. 그 대표적인 것이 중뇌에 존재하는 적핵과 흑질이다. 특히 흑질에는 신경 전달물질의 일종인 도파민(Dopamin)을 함유하는 뉴런

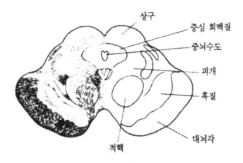

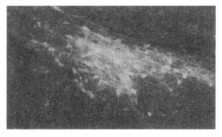

생쥐의 흑질: (팔크 필라르프 형광법에 의한 검색) 도파민 함유 세포 및 신경섬유가 현광으로 관찰된다

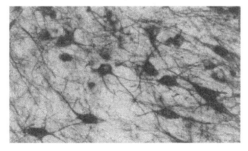

사람의 흑질: 색소 과립이 있는 도파민 함유 세포가 풍부하게 있다. 이들 세포는 티로신 수산화 효소 면역반응 양성을 나타낸다

〈그림 1-13〉 흑질과 적핵

이 많으며 이들 세포체에는 흑색 멜라닌 색소가 함유되어 있다. 육안으로도 뇌의 이 부위는 검게 보이므로 흑질이라고 부른다. 이 멜라닌 함유량은 인간이 가장 많다. 영장류(靈長類)를 제외하고는 흑질의 멜라닌 함유량은 극히 적으며 생쥐와 쥐 등에서는 흑색이 나타나지 않는다.

이 핵은 중뇌의 피개(被蓋)와 대뇌각 사이에 있으며, 단면은 볼록렌즈 모양의 형태를 이루고 상구의 단면에서 가장 넓게 퍼져 있다. 흑질은 부수의 운동과 깊은 관계가 있으며 이 부분의 도파민을 함유하는 뉴런이 변성하여 사멸하는 파킨슨(Parkinson)병은 특히 잘 알려져 있다. 이 환자에서는 고축, 무동(無動) 그리고 떨기의 3대 증상이 특징적으로 나타난다.

한편, 적핵은 상구라고 부르는 중뇌 배측부(背側部)의 부푼 부위의 하연에서 간뇌의 미부로 이어지는 큰 난원형(卵圓形)의 세포군이다. 또한 이 핵은 중뇌수도 주변에 있는 중심 회백질의 복외측 부위에서 망상체의 일부를 형성하고 있다. 중뇌의 횡단면에서는 상소뇌각을 형성하는 유수(有髓) 섬유군에 둘러싸여 정원형을 이루며, 신선한 표본에서는 혈관이 풍부하게 분포하므로 도황(桃黃)색 색조를 나타내므로 적핵이란 명칭이 붙었다.

10. 소뇌: 평형 기능을 다스리는 뇌

소뇌는 좁은 후두개와(後頭蓋窩) 속에 존재하며 대뇌의 후두엽과는 소뇌 텐트라는 꽤 단단한 막으로 경계를 이루고 뇌교와 연수의 상부에 있다. 이들 뇌간부와는 상소뇌각, 중소뇌각, 하소뇌각의 3개 소에서 연결되어 있다. 소뇌가 이와 같이 좁은 곳에 존재하므로 일단 소뇌 텐트 하에서 손상이 생기면 두 개

내압이 쉽게 상승하여 소뇌편도가 밑으로 눌려, 대후두공(大後頭孔)에 들어가 압박되므로 임상적으로는 중요한 의미가 있다.

소뇌는 무게 130g 전후이고 뇌 전체의 10%에 불과한다. 그러나 뇌 전체의 절반 이상의 세포가 이 소뇌에 존재한다. 육안적으론 중앙이 잘록한 장원체(長圓體)를 이루고 잘록한 부위(충부)와 좌우의 부푼 부위(소뇌반구)로 구별된다.

소뇌 표면은 대뇌에 비하면 훨씬 작은 가로로 뻗는 홈이 많으며, 소뇌 표면적이 증가하여 중심부의 백색수질이 나뭇가지 모양으로 회백질에 뻗어있다. 그리고 중앙부의 수질부에는 소뇌핵(치상핵, 전상핵, 구상핵, 실정핵)이 외딴 섬과 같이 파묻혀 있다. 또한 소뇌 반구는 가로로 뻗는 다수의 소뇌구에 의해 소뇌회가 형성된다. 소뇌의 단면을 중앙에서 관찰하면 소뇌는 나뭇가지 모양을 이뤄 이것을 생명수(生命樹)라고 부른다.

현미경으로 관찰하면 소뇌의 피질은 분자층, 푸르키녜세포층, 과립세포층의 3층으로 이루어진다. 세포 구축은 소뇌의 어느 부위에서나 놀라울 정도로 일정하다. 또 소뇌반구에서는 푸르키녜세포, 바스켓세포, 성상세포, 골지세포, 과립세포의 5종류의 세포가 서로 결합하며 신경 회로망을 형성하고 있다(그림 1-14).

소뇌는 근육 속의 감각기(근방추)나 피부의 압각(壓覺), 촉각의 감각기로부터 오는 감각신경로, 대뇌피질이나 중뇌로부터의 뇌교나 연수의 핵을 통해 오는 신경로를 받아 중뇌, 간뇌, 망양체(網樣體), 전정신경핵 등으로 신경섬유를 뻗고 있다.

신체의 평형 유지에는 소뇌 중에서 주로 충부가 관여하며, 하등 동물에도 존재하는 오래된 부위이다. 그에 반해 대뇌피질

40

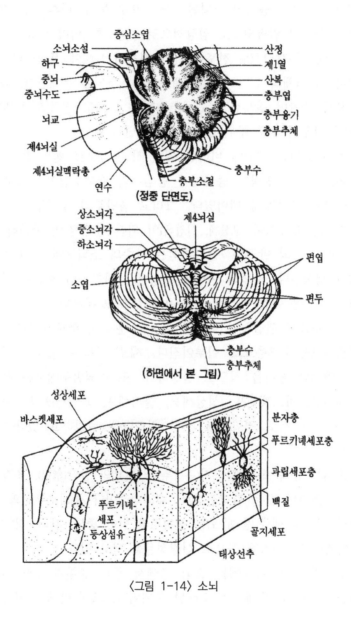

중심소엽

소뇌소설
하구
중뇌
중뇌수도

뇌교

제4뇌실

제4뇌실맥락총

연수

산정
제1열
산복
충부엽
충부융기
충부추체

충부수

충부소절

(정중 단면도)

상소뇌각
중소뇌각
하소뇌각

제4뇌실

편엽

소엽

편두

충부수
충부추체

(하면에서 본 그림)

성상세포

바스켓세포

분자층
푸르키녜세포층

과립세포층

백질

푸르키녜
세포
등상섬유

골지세포

태상선추

〈그림 1-14〉 소뇌

이나 척수로부터 신경섬유를 받아들이는 소뇌반구에서는 근육의 긴장이나 협조 운동의 조절을 주로 하고 있다. 이와 같이 소뇌는 운동의 발현이나 자세의 조절 기능에 중요한 역할을 하고 있다.

11. 청반핵과 뇌간 망양체: 각성과 수면을 조절하는 뇌

인간을 비롯하여 동물에게 있어서 수면과 각성은 매우 중요한 생리현상이다. 이 현상을 조절하는 중추가 뇌간부에 있다. 뇌 영역 전체에 널린 신경돌기를 그물눈 모양으로 뻗은 일연의 신경군, 즉 뇌간 망양체가 연수, 뇌교, 중뇌의 피개(Tegmenta)에 존재한다.

이 부위는 신경세포와 신경섬유가 복잡하게 얽혀 있어서 언뜻보면 무질서하게 보이므로 망양체라고 부른다. 여기에 존재하는 뉴런은 노르아드레날린(Noradrenalin)이나 세로토닌 등 생체아민이란 정보전달물질을 함유하고 있는 것이 밝혀졌다.

이것을 증명한 것은 스웨덴의 폴크와 횔라르프가 생각해 낸 형광조직 화학적 방법이었다. 이것은 뇌조직을 동결 건조시켜 뉴런을 함유하고 있는 노르아드레날린이나 도파민, 세로토닌(Serotonin) 등을 세포체에 남겨두고 포르말린가스에 노출시킴으로써 형광물질로 변화시켜 형광현미경으로 관찰하는 획기적인 방법이다.

이러한 연구방법에 의해 생화학적 특성과 형태학 검색을 적절하게 결합시킬 수 있었고 화학적 신경 해부학적 해석이 획기적으로 발전하였다. 이 방법을 이용하여 조사해 보면, 뇌간의 뇌교 좌우에는 청록색의 형광을 발하는 노르아드레날린을 함유

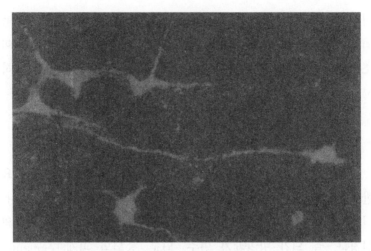

봉선핵(세로토닌을 함유하는 뉴런)의 형광법에 의한 사진
〈그림 1-15〉 뇌간 망양체

하는 뉴런이 많이 존재하는 청반핵(靑班核)이 있다. 그리고 이 신경돌기의 미세한 그물은 대뇌피질로부터 척수에 이르기까지 뇌 전체에 광범위하게 퍼져 있어 각성에 깊은 관계가 있다는 것이 밝혀졌다.

한편, 뇌간 망양체의 중앙에 봉선핵군이 존재한다. 봉선핵군의 봉선(縫線)이란 말은 정중면에 있는 섬유 구조(봉목)에서 나온 것이다. 이 부분의 신경세포체는 황색을 띤 형광을 발하는 세로토닌이 많이 함유되어 있다(그림 1-15).

이 뉴런도 상행성, 하행성으로 신경섬유를 뻗어 뇌 전체의 아주 넓은 범위에 걸쳐 분포하고 있다. 또한 망양체는 이들 생리현상뿐만 아니라 중요한 자율신경 기능(호흡, 심장 기능, 혈압)도 제어하며, 연수에는 흡기(吸氣)와 호기(呼氣)의 조절에 관여하는 부위나 혈압의 상승, 강하에 관여하는 망양체가 있다.

12. 뇌실과 맥락총: 뇌 속에 있는 개울

뇌 속에 큰 방이 있다는 것은 레오나르도 다 빈치(Leonardo da Vinci)가 그린 두부의 해부도에 이미 나타나 있듯이 예부터 잘 알려진 사실이다. 그는 제1뇌실로는 전신으로부터 자극이 모여들고, 그것이 제2뇌실에서 이성화라는 처리를 받고, 제3뇌실에서 기억으로서 축적되고, 정신은 이 뇌실에 머문다고 생각하였다.

이와 같이 예로부터 뇌실계의 역할이 크다는 것은 상상했으나 뇌실에 대한 지식은 극히 개념적이고 단순화된 것이었다. 뇌실 형성에 대해서는 발생 초기에 단순한 형태를 나타내는 신경관의 내강이 그 후에 일어나는 복잡한 발생 과정과 더불어 형태상의 큰 변화를 나타낸다. 중뇌와 척수에서는 별로 큰 변화를 나타내지 않고, 관강(管腔)은 가늘고 각각 중뇌수도(中腦水道) 및 중심관으로 발달한다.

한편, 대뇌반구, 간뇌 및 중뇌의 영역에서는 현저하게 넓어지고 결국에는 뇌실을 형성한다. 최종적으로 뇌실은 좌우의 측뇌실, 제3뇌실 및 제4뇌실의 각 부분으로 구분된다(그림 1-16). 이들 뇌실 속에는 더 풍부한 혈관을 수반하는 거미막과 연막을 된 융모상의 맥락총(脈絡叢)이 포도송이가 드리운 것같이 떠 있다. 여기에서 뇌척수액이 생산되어 뇌실 내를 채우고 있다. 뇌척수액은 일정량이며 생산 및 흡수의 균형을 유지하고 있다. 이 균형이 어떤 원인에 의해 유지될 수 없어 뇌척수액이 증가하면 수두증(水頭症)이 발증한다.

뇌척수액은 보통의 액체가 아니다. 뇌실질로부터 많은 뉴런

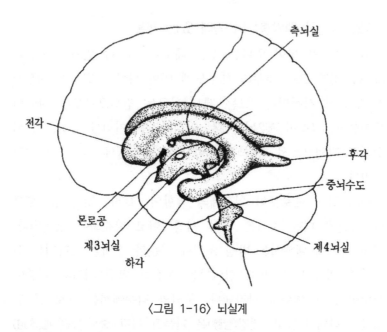

측뇌실

전각

후각

중뇌수도

몬로공

제3뇌실

하각

제4뇌실

〈그림 1-16〉 뇌실계

이 이 뇌실로 세포돌기를 뻗어 뇌척수액과 항상 접촉하여 정보를 얻거나 뇌척수액을 분비하거나 하여 다른 뇌 영역과 정보 교환을 한다.

즉, 뇌실을 매개로 하는 정보전달 기구로서의 다른 방법이 있다고 여겨진다. 이러한 관점에서 뇌실면에 존재하는 지극이 조밀한 신경섬유의 회로망이 주목되고 있다.

13. 척수: 머리에서 발끝까지의 초특급 열차로서의 뇌

척수는 뇌간부에서 연속적으로 이어진 길이 약 44cm 전후, 무게 25g 정도인 백색의 가늘고 긴 원기둥 모양의 것으로 척주관 속에 있다. 척수와 척주관(脊柱管) 사이에는 수막, 뇌척수액, 정맥총, 지방 조직 등이 있고, 운동에 의해 척주관이 신장하거나 구부러져도 척수는 아무 일 없도록 되어 있다.

척수로부터는 앞뒤로 수염 모양의 31쌍의 척수신경(경수8, 흉수12, 요수5, 천수5, 미수1)이 있으며, 앞에는 운동성의 신경이 뻗고 뒤에는 감각성의 신경이 들어 있어, 각각 전근과 후근을 형성하고 있다(벨-마장디의 법칙). 전근은 전각 및 중간질의 근세포로부터 말초로 뻗어나가는 신경섬유를 포함하고, 후근은 주로 척수신경절로부터 척수에 들어가는 신경섬유로 이루어져 있다.

척수는 위로부터 경수, 흉수, 요수, 천수로 구별된다. 손이나 발에 많은 신경이 뻗어있으며, 많은 신경이 모이는 경수와 요수는 다른 부위보다는 크게 부풀어 있어, 경팽대, 요팽대라고 부른다. 척수의 단면을 보면 중앙부에 H형을 한 회백질이 있고, 그 주위를 백질이 에워싸고 있다(그림 1-17).

회백질은 신경세포체가 많이 존재하는 부위이고, 전각부, 후각부, 측각부로 구분된다. 전각부에는 대형의 운동을 조절하는 뉴런이 모여 있고, 후각부에는 감각을 다스리는 소형의 뉴런이 많고, 측각부에는 자율신경계에 속하는 뉴런이 많이 존재한다.

한편, 백질은 척수의 회백질의 전 둘레를 둘러싸고 있으며, 주로 중추와 말초를 연락하는 유수신경 섬유군을 주체로 하는 영역이다.

이들은 세로방향으로 상행, 하행하는 신경섬유의 다발을 형성하며 상행하는 것은 감각성이고, 하행하는 것은 운동성과 자율성이다. 또한 척수의 중심부에는 태생시의 신경관에 해당하는 뇌척수액이 충만한 중심관이 있다.

척수는 외계나 내계로부터 여러 가지 자극을 받아들여 이것에 직접 반응하는 반사 기관으로서의 역할을 하는 동시에 각종

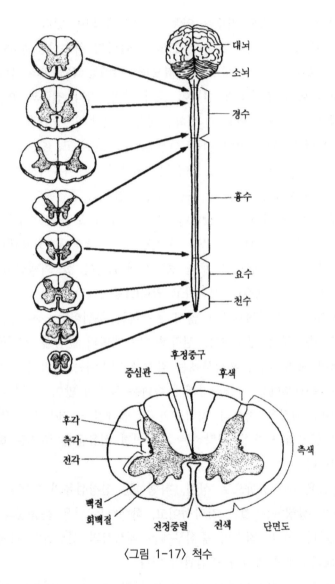

대뇌

소뇌

경수

흉수

요수

천수

후정중구

중심관   후색

후각
측각
전각

측색

백질
회백질   전정중렬   전색   단면도

〈그림 1-17〉 척수

정보를 더욱 고차의 중추로 운반하고, 또 상위로부터의 지령을
전달하여 각각의 분절이 그것에 해당하는 반응을 나타내는 것

같은 뇌각부와의 연락을 위한 기관으로 중요한 역할을 한다.

척수에는 대뇌반구의 운동영역에 있는 대형의 뉴런(betz세포) 돌기가 전각부의 세포에 연결되어 운동성의 대형 전각세포에 신호를 보내고 있는데, 그 도중에 좌우로 교차하여 척수에 도달하는 사실을 알아 둘 필요가 있다. 또한 감각성의 신경도 마찬가지로 교차하여 대뇌의 시상으로 상행한다. 이러한 해부학적 지식에 의해 우대뇌반구의 장애가 반대쪽 좌반신의 운동마비로 나타나는 것을 쉽게 설명할 수 있다.

14. 뇌혈관과 윌리스의 대뇌동맥륜: 뇌로의 혈액은 어떻게 운반되는가

뇌에 흐르는 혈액의 양은 다른 장기에 비교하면 대단히 많아 1분간 약 750㎖ 정도이며 이 양은 전박출량의 거의 30%에 해당한다. 뇌가 정상적으로 기능하려면 그만큼 많은 산소가 필요하다는 것이 된다. 가령 3분 이상 뇌에 혈액이 가지 않는 상태에 이르면 뇌에 있는 뉴런은 막대한 영향을 받아 불가역적 변화가 생겨 사멸하여 재생하지 않고 탈락한 장소는 신경교세포(glia세포)에 의해 치환된다.

그러므로 뇌에 있어서의 혈액순환은 대단히 중요하다. 뇌에 혈액을 공급하는 최대의 경로는 경동맥부터이며 총경동맥과 내경동맥 및 그 분지가 포함된다. 내경동맥의 본류(本流)는 중대뇌동맥으로 되어 외측방으로 이어진다.

또한 내경동맥의 마지막 가지는 뇌저에서 윌리스의 동맥륜을 형성한다. 또 하나의 혈관경로는 추골동맥부터이다. 이 추골동맥은 좌우의 쇄골하동맥에서 갈라져 경추의 횡돌공(橫突孔)을 통

48

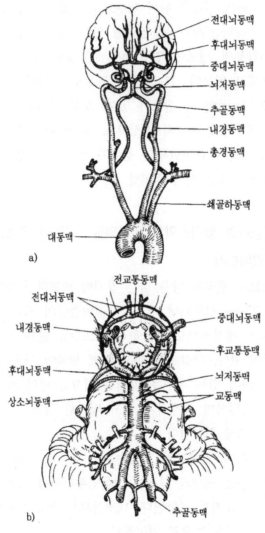

전대뇌동맥

후대뇌동맥

중대뇌동맥

뇌저동맥

추골동맥

내경동맥

총경동맥

쇄골하동맥

대동맥

a)

전교통동맥

전대뇌동맥

내경동맥

후대뇌동맥

상소뇌동맥

중대뇌동맥

후교통동맥

뇌저동맥

교동맥

추골동맥

b)

a) 대동맥에서 뇌에 이르기까지의 혈관계
b) 뇌저면에서 본 뇌의 혈관계
〈그림 1-18〉 뇌의 혈관

해서 제1경추의 횡돌공에 이르고, 대후두공을 통해서 두 개로 들어간다. 뇌간부에서 양측의 추골동맥이 하나로 합쳐져 뇌저 동맥을 형성한다(그림 1-18).

뇌저동맥은 뇌교의 저면 정중부를 따라 상행하여 하수체가 박혀있는 안배의 수준에서 2개의 좌우 후대뇌동맥으로 갈라지 고 후대뇌동맥과 후교통독맥이 연결하여 윌리스의 동맥륜을 형 성한다. 윌리스의 대뇌동맥륜은 앞에서도 설명한 것과 같이 뇌 저에 존재하며 좌우의 내경동맥간 및 내경동맥과 뇌저동맥간의 고리 모양의 이중 결합으로 형성되어 있다. 대뇌반구에 분포하 는 모든 동맥의 지류는 이 윌리스 동맥륜으로부터 시작하는 셈 이다.

그러므로 내경동맥이나 뇌저동맥의 어느 한 동맥이 어떤 원 인으로 경색해도 이 윌리스 동맥륜을 이용하여 측부순환이 신 속하게 형성되는 데서 이 윌리스 동맥륜의 존재는 기능적으로 나 임상적으로 대단히 중요하다.

15. 혈액뇌관문: 이중의 성벽으로 보호된 뉴런

부드러운 뇌나 척수는 딱딱한 뼈, 즉 두 개와 척주에 의해 물리적 장애로부터 보호되어 있다. 수막이라고 부르는 3종류의 막이 뼈 사이에 있어 강력하게 보호된다. 3종류의 막 중에서 가장 바깥쪽에 있는 것이 경막(硬膜)이라고 부르는 교원섬유로 이루어진 건(健)과 같은 단단한 막이다.

중층을 형성하는 막을 얇고 가는 세망섬유가 주체로 되어 있 고, 최내층의 막을 향해 무수한 실모양의 것을 내고 있다. 이 때문에 이 막을 거미막이라고 부른다. 최내층의 막은 지극히

50

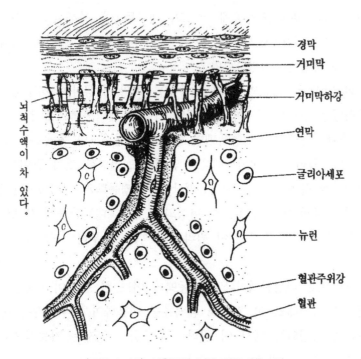

경막
거미막
거미막하강
연막
글리아세포
뉴런
혈관주위강
혈관

뇌척수액이 차 있다.

〈그림 1-19〉 뇌혈관과 뇌를 싸고 있는 막

섬세한 피막으로 연막이라고 부르며, 뇌나 척수의 외표면에 밀
착하여 있다. 거미막하강에 뇌척수액이 있어서 충격흡수장치
같은 역할을 하고 있다(그림 1-19).

한편, 동물혈액 중에 트리판블루 같은 색소를 주입하면 색소
는 혈관으로부터 조직으로 스며 나와 몸속의 조직이 색소로 염
색되는데, 뇌나 척수는 결코 염색되는 일이 없다. 이것은 색소
가 뇌나 척수의 실체에는 쉽게 진출할 수 없음을 나타내고 있다.

이와 같이 뇌의 혈관 벽에는 특수한 장치가 있어 방패의 역
할을 하고 있다. 그러므로 혈액-뇌관문이라고 이름 지어져 있

으며 이 방패 때문에 신경세포에 필요한 영양이나 대사에 관계하는 물질만이 이 관문을 통과하여 뇌나 척수의 실질 내에 들어갈 수 있고 유해물질이나 중독물질 등은 통과할 수 없는 구조로 되어 있다. 뇌는 이와 같이 2중의 성벽으로 보호되어 있다. 뇌 속에 진입하는 혈관은 연막에 싸여 거미막하강으로 진입한다. 이때, 연막은 고깔모양이고 혈관에 수반하는 모양을 이뤄, 혈관이 갈라져도 이 연막은 어디까지나 부수(付隨)하며, 연막과 혈관벽 사이에는 간극(비르효공간, Virchow's Space)이 생겨 뇌척수액으로 채워져 있다.

또한 나중에 설명하는 것과 같이, 혈관을 싸는 것같이 성상교세포의 종족(終足)이 둘러싸고 있다. 뉴런은 직접 연막에 접하는 일은 없고, 항상 신경교세포가 그 사이에 개재하여 떨어져 있다. 이러한 구조에 의해 혈액뇌관문이 형성되어 있다.

그 때문에 혈액에서 물질이 신경세포로 도입되려면 혈액, 혈관내피세포, 기저막, 뇌척수액, 연막, 신경교세포, 신경세포의 순으로 통과해야 하고, 또한 대사산물은 역순에 따라 혈액 중으로 배출된다. 이와 같이 여러 겹으로 든든하게 보호되고 있는 뉴런은 얼마나 중요한 세포인가를 쉽게 이해할 수 있다.

16. 뉴런: 뇌의 최소 기능 단위

지금까지 뇌나 척수를 주로 육안적인 수준에서 다루었으나 이제부터는 현미경적 수준에서 뇌를 생각해 보자. 신경계의 구조 및 기능의 최소 단위를 뉴런이라고 명명한 것은 베를린의 해부학자 발다이어(H. W. G. von Waldeyer)이다(그림 1-20).

일반적으로 신경계를 구성하고 있는 뉴런이라고 해도 크기나

모양은 실로 다양하다. 먼저 뉴런을 현미경으로 조사하기 위해
서는 특수한 염색을 할 필요가 있다. 그 중에서 뉴런의 전체
형태, 다시 말해서 하나의 뉴런 전체 모양을 파악하려면 1873
년 이탈리아의 골지(Golgi. C.)에 의해 개발된 도은법(鍍銀法)이
편리하다.

이 염색법으로는 어느 특정한 뉴런의 세포 표면 전체에 은이
부착하여, 세포체뿐만 아니라 많은 돌기까지도 뉴런 전체가 검
게 염색되므로, 뉴런의 형태만 그림자처럼 보인다. 이 염색법으
로는 세포의 내부구조에 대해서는 알 수 없으나 뉴런의 전체상
을 검색하는 방법으로는 대단히 유효하므로 100년 이상이 지
난 현재까지도 널리 사용되고 있다(그림 1-20). 뉴런의 형태는
다종다양하나 다른 세포와는 달리 많은 돌기가 있다는 것이 특
징적이다.

또 뉴런은 각각에 특유한 전달물질을 활발하게 합성하며, 이
물질이 세포체나 축색에 다량으로 함유되어 있다. 최근에는 아
민의 형광조직 화학법이나 항원항체 반응을 조직에 응용한 면
역조직 화학법을 이용하여 뉴런을 검색하는 획기적인 방법이
개발되어, 뉴런의 형태뿐만 아니라 뉴런이 갖는 생화학적 특성
이란 측면에서도 상세하게 조사되고 있다.

뉴런은 크고, 신경세포체와 돌기(수상돌기와 축색) 부분으로 구
분된다. 수상돌기는 보통 활발하게 분지(分枝)하여 상당히 굵고
비교적 짧다. 많은 뉴런의 수상돌기에는 작은 꽃봉오리 같은
돌출물(Spina)이 있다. 그것은 장미의 가시같이 보이나 전자현
미경의 발달로 이 부분에서 뉴런끼리 접촉하고 있다는 것이 밝
혀져 주목되고 있다.

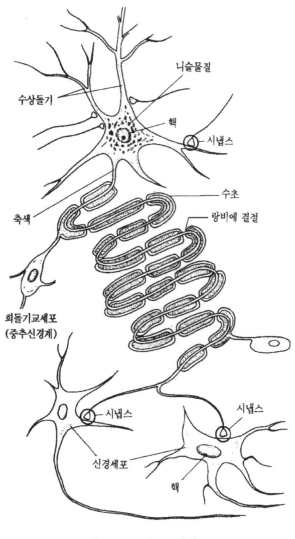

〈그림 1-20〉 뉴런(Ⅰ)

54

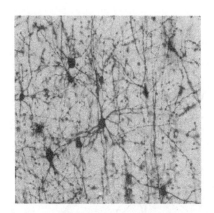

도은법에 의한 신경세포 상

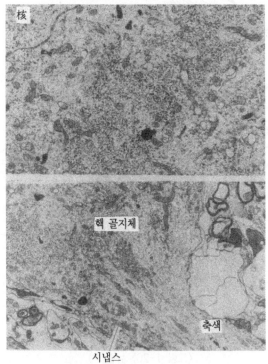

〈그림 1-20〉 뉴런(Ⅱ)

또한 뉴런에서는 긴 돌기부분의 용적은 핵 주변부 신경세포체의 체적보다 훨씬 크다는 사실을 기억해 둘 필요가 있다. 광학현미경적으로 관찰하기 위해 뉴런을 염기성 색소로 염색하면 무늬모양의 것이 세포 내에 출현한다. 이것은 니슬물질이라고 부르며, 수상돌기가 시작하는 부분에도 존재하는데 축색 소구나 축색 내부에는 존재하지 않는다. 전자현미경적으로는 이 니슬물질은 다수의 유리리보솜과 활면소포체의 집합이라는 것이 알려졌다. 뉴런의 주요한 단백질 합성의 장이다.

또한 세포체와 돌기의 세포질에는 은염색으로 염색되는 미세한 섬유의 망상구조물이 포함되며, 신경원섬유라고 부른다. 전자현미경으로는 이런 구조물은 신경세관과 신경세섬유이다. 뉴런의 수는 태어날 때 이미 정해져 있어, 뇌의 중량이 증가한다 해도 뉴런의 수는 증가하지 않는다. 뉴런의 수가 태어날 때부터 변하지 않는데도 뇌의 중량이 증가하는 것은 주로 각각의 뉴런이 수상 돌기가 신장하고 수초의 형성이 증가하는 데 따른다.

17. 신경교세포: 뉴런만으로 뇌는 제대로 기능을 발휘할 수 있는가?

뉴런은 흥분의 전달이나 정보전달 따위의 화려한 주역 같은 역할을 하고 있으나 뇌에는 뉴런만 있는 것은 아니다. 신경세포를 지지하고 영양을 공급하기 위해서 아교(膠)와 같은 역할을 하는 또 하나의 주요한 세포, 즉 신경교세포(Glial Cells)가 있다.

이 세포의 수는 신경세포의 10배 정도 많다는 것이 알려져 있으나 뒤에서 도와주는 조연적인 존재에 불과하였다. 그러나

56

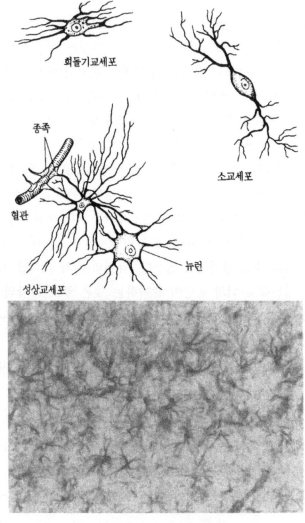

성상교세포의 GFAP 면역조직 화학적 염색에 의한 사진
〈그림 1-21〉 신경교세포

신경교세포에 관한 지식이 증가함에 따라 그 역할에 대한 인식이 크게 변하고 있다. 신경교세포는 주요한 것으로 성상교세포, 희돌기교세포(希突起膠細胞)와 소교세포의 3종류로 구분될 수 있으나, 말초신경계에서는 볼 수 있는 시반세포(Schwann Cell)나 외투세포(Mantle Cell)도 그 역할로 보아 넓은 뜻의 신경교세포로 다루어도 무방하다(그림 1-21).

뇌를 일반적인 염색(헤마톡실린, 에오신)으로 염색해도 뉴런과 신경교세포를 명확하게 구별되지 않는다. 그러므로 신경교세포만을 염색하려면 특수한 도은이나 도금 염색법을 사용해야 한다.

성상교세포는 세포체가 다른 신경교세포에 비해 크고, 다수의 가늘고 긴 돌기가 있는 것이 특징이다. 이 세포의 첫째 특징은 혈관과 신경세포간에 개재(介在)하여 혈관을 둘러싸는 것같이 종족을 얻어 방패를 형성하는 것이다.

또 신경세포체나 신경섬유에서 끝나는 것이 있어, 영양이나 그 밖의 물질을 혈관에서 뉴런으로 운반하거나 뉴런의 대사산물을 혈관으로 운반하는 역할을 한다. 혈관벽이나 뇌의 표면은 성상교세포의 종족이 파묻혀 있다. 그리고 혈관벽에서 끝나는 종족에 의한 층은 신경교성 혈관주위(神經膠性血管周圍) 한계막, 뇌의 표면에서 끝나는 종족이 형성하는 층은 신경교성 표층 한계막이라고 이름지어져 있다.

이들 막에 의해 중추신경계의 뉴런은 신성한 것으로서 격리된 상태로 되어 있다. 성상교세포를 전자현미경으로 보면 밝은 세포질이 특징적이며 세포 내 소기관이 적고, 세포체 및 돌기 내에는 지름 7~10㎜의 필라멘트 모양의 신경교세섬유를 볼 수 있다. 신경 세포가 장애를 입어 탈락하면 그 부위를 메꾸는 신경교증식증(Gliosis)이라는 현상을 볼 수 있는데, 이때 이런 종류의 신경교세포가 크게 활약한다. 최근에 이 신경교세포가 특이적으로 갖는 글리아섬유성 산성 프로테인(GFAP)이란 물질에 대응하는 항체를 이용한 면역조직 화학적 염색법으로 쉽게 동정(同定)할 수 있게 되었다.

희돌기교세포는 성상교세포에 비해 돌기가 적다는 뜻에서 붙여진 이름으로, 세포체는 작고 난원형이고 핵은 둥글고 세포질이 적다. 회백질에서는 뉴런의 표면에 접하는 것같이 존재하며 수초를 형성하는 세포이다. 1개의 희돌기교세포에서 뻗은 수개의 돌기는 각각 끝이 넓어져 축색을 둘러싼다. 따라서 하나의 희돌기교세포에서 여러 개의 축색 수초가 형성된다.

소교세포는 불규칙한 모양의 작은 세포로서 불정형의 핵, 비교적 양이 적은 세포질, 작은 가지가 있는 미세한 돌기 등이 특징적이다. 오르테가 세포라고도 부른다. 뇌에 장애를 주면 탐식능을 갖는 것으로서 이 세포는 형태를 바꾸고, 수도 증가하여, 신경계에 대식세포로서의 탐식 능력을 발휘한다. 그 유래는 현재로서는 간엽계의 세포로 생각하고 있다.

18. 수상돌기: 정보를 수집하기 위한 안테나

신경세포체로부터 다수의 돌기가 뻗어 있으며 그중의 하나가 축색돌기이고 그 이외는 수상돌기이다. 수상돌기는 본질적으로는 세포질과 같은 구조이며 다른 부위로부터 정보를 수집하기 위한 돌기이다. 전자현미경으로는 니슬물질, 골지장치, 미토콘드리아, 다수의 유리리보솜 등을 볼 수 있다.

이 부분에서의 특징적 구조물은 스피나(Spina)이다. 길이 약

$1 \sim 2\mu$이며 끝이 약간 부풀어 있는 돌출물로서 이 부분에 많은 시냅스가 존재하며, 특히 골지 도은염색법으로 뚜렷하게 볼 수 있다. 스피나는 뉴런 1개당 약 6천 개에서 4만 개가 있다(그림 1-22).

스피나의 존재에는 두 가지 뜻이 있다. 우선 첫째는 스피나는 시냅스 결합을 위해 세포 표면적을 증가시키는 일이다. 둘째로 '가소성'을 가능하게 하는 구조물이다. 즉, 학습 과정에서 시냅스 회로의 변화가 필요할 경우 새로운 시냅스를 형성할 수 있는 중요한 부위이다.

19. 수초: 혼선 없이 효율적으로 정보를 전달하기 위한 구조

정보전달 부위인 시냅스와 신경세포체를 결합하여 전기신호를 전하는 축색돌기는 세포체로부터 시냅스로 전달물질을 보내는 길이기도 하다. 흔히 말하는 신경 또는 신경섬유란 이 긴 돌기가 다수 모여 다발을 이룬 것을 가리키는 것이다. 이들 축색 속에는 파이프라인 같은 크고 작은 필라멘트가 긴 축 방향으로 채워지고 효율적으로 축색 유동이 이루어져, 핵 주변부의 공장에서 이들의 소비지인 시냅스에 신속하게 물질을 수송하는 흐름이 존재한다.

또, 그 바깥쪽에는 신경의 축색을 전선에 비유하면 혼선하지 않도록 절연체인 나일론테이프를 감은 것같이 수초라는 특징적인 구조물이 형성되어 있다. 이러한 수초를 형성하는 세포에는 두 가지 세포가 있다. 중추신경계에는 신경교세포를 설명할 때 말한 것과 같이 희돌기교세포이며, 말초신경계에는 시반세포이다. 이들 희돌기교세포나 시반세포의 일부가 막모양으로 엷어

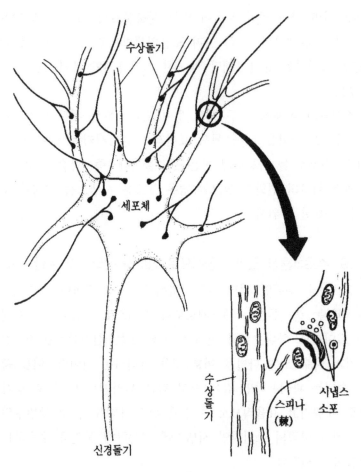

〈그림 1-22〉 수상돌기

져 마치 홑이불로 둘러싼 것같이 축색둘레를 감싸여 형성된다. 이들 세포의 수초부의 체적은 핵 주위의 세포체에 비해 비교할 수 없을 정도로 막대하다는 것을 주목할 필요가 있다(그림 1-23).

또한 같은 성질의 신경돌기끼리 하나로 뭉치는 경향이 있으

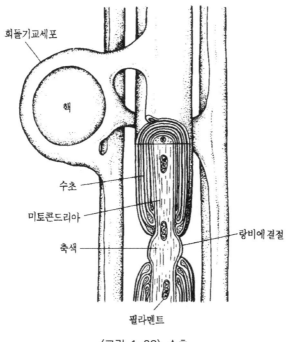

회돌기교세포

핵

수초

미토콘드리아

축색

랑비에 결절

필라멘트

〈그림 1-23〉 수초

며 하나의 다발로서 수초를 형성하고, 다른 종의 신경섬유끼리 다발을 이루는 경우는 적다. 신경돌기를 긴 축 방향으로 관찰하면 1개의 신경돌기에 수초를 이루는 세포가 염주같이 배열한다.

그리고 수초형성세포 사이에 존재하는 이음매에는 랑비에 결절이라는 구조가 있다. 이 구조는 전기적 전도 때 전도 속도를 급속하고 신속하게 도약 전도를 수행하는 구조적 기초로서 중요하다.

20. 시냅스와 신경전달물질: 신경계에서의 정보전달의 장과 메신저보이

뇌에서 뉴런과 뉴런은 밀접한 회로망을 형성하여 정보전달을 하고 있다. 이때, 정보전달을 효율적으로 하기 위한 특수한 장으로써 시냅스라는 구조를 나타내는 중요한 부위가 존재한다는 사실이 알려졌다. 에클스(Eccles)에 의하면 "시냅스란 세포간의 임파선 전달을 위해 형태학적으로 분화하여 기능적으로 특수화한 구조"라고 정의되어 있다.

앞에서도 설명한 것과 같이 신경조직을 도은법으로 염색하면 뉴런의 수상돌기 등의 시냅스부에 일치하게 시냅스 보튼이라고 부르는 스피나가 염색돼 예로부터 주목되었다. 그래서 뉴런끼리는 연속 되었는가, 떨어져 있는가 하는 큰 의문이 생기게 되었다. 그것이 유명한 뉴런설과 망상설(網狀說)의 논쟁이다.

그런데 전자현미경의 발달로 광학현미경의 해상력으로는 연결되어 있는 것같이 보였던 시냅스부에 불과 20~30㎜ 정도의 간극(시냅스 간극)이 존재하는 것이 확인되어 뉴런끼리는 연결되어 있다는 골지의 망상설은 부정되고 칼(Karle)이 주장하는 뉴런설이 옳다는 것이 증명되었다.

시냅스에는 정보전달 기구로서 전기적 시냅스와 화학적 시냅스의 2종으로 구분된다. 전기적 시냅스는 전기를 통하여 정보가 전달되고 형태학적으로 상대하는 뉴런의 세포막의 간극이 아주 좁고, 간극 결합을 형성하고 있다는 특징이 있다.

한편, 뇌에는 시냅스 대부분의 정보전달이 화학적 물질로 이루어진 화학적 시냅스로 이루어져 있다. 화학적 시냅스를 전자현미경으로 관찰하면 전시냅스 측의 세포막과 후시냅스 측의

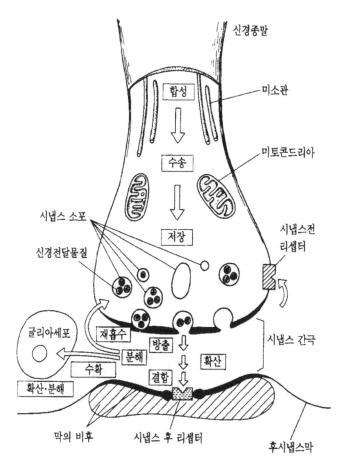

〈그림 1-24〉 신경전달물질과 시냅스의 모식도

세포막은 시냅스 간극에 의해 격리되어 있다. 전후의 시냅스막을 따라 전자밀도가 높은 물질이 모여 시냅스막이 비후(肥厚)된 것을 볼 수 있다. 전시냅스 측의 신경종말에는 미토콘드리아와 다수의 시냅스 소포라고 불리는 구형(球形)의 소포가 특징적으로 집합하여 있다.

시냅스 소포 속에는 여러 가지 정보전달물질이 저장되어 있으며 필요에 따라 시냅스 전막의 비후부에 집합하고 유착하여 소포의 개구분비(Exocytosis)에 의해 전달물질이 시냅스 간극으로 방출된다. 개구분비가 끝나면 그것들을 함유한 소포의 한계막은 다시 피복 소포로서 신경섬유 속에 되돌아가 다시 이용된다.

시냅스 간극에 방출된 전달물질은 1mms 이내에 시냅스 후막에 확산되어 시냅스 막에 존재하는 특수한 구조의 정보전달물질에 대응하는 특정한 리셉터(수용체)에 결합한다. 그 결과, 시냅스 후막의 이온 투과성에 변화가 생긴다. 투과성의 변화는 전달물질과 리셉터의 특이적 결합에 의해서만 생기며, 전달물질의 존재만으로는 생기지 않는다. 그리고 시냅스 간극에 방출된 전달물질은 거기에 존재하는 분해 효소에 의해 급속히 분해되거나 주위의 신경교세포에 흡수되어 전달물질의 영향이 장시간 지속되는 것을 막고 있다(그림 1-24).

이와 같이 뇌 등의 신경계에는 정보전달이란 기능에서 시냅스라는 특징적인 구조가 존재한다는 것을 설명하였다. 이 전시냅스 신경종말에는 전자현미경으로 특징적인 크고 작은 여러 가지 형태의 시냅스 소포를 관찰할 수 있다. 지름 20~70nm의 구상의 것이라든가, 편평한 것, 또는 지름 40~60nm의 유심성(有心性)의 소포 등 여러 가지가 있다(그림 1-25).

이 소포 속에는 정보전달에 있어서 메신저보이로서 매우 중요한 물질인 각종의 신경전달물질이 함유되어 있다. 신경전달물질로서는 일찍이 아드레날린, 노르아드레날린 및 아세틸콜린이 알려졌으며, 최근의 아민으로 이밖에 도파민이나 세로토닌(5-Hydroxytryptamine) 등이 추가되고, 또한 펩티드나 아미노

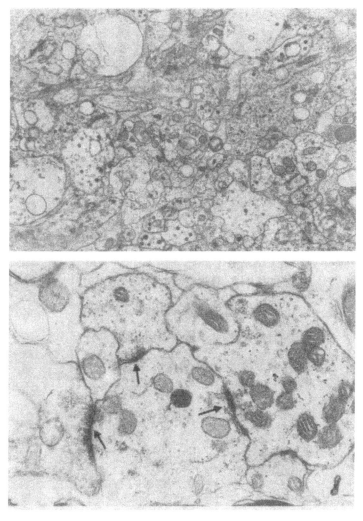

〈그림 1-25〉 시냅스의 전자현미경 상. 중추신경계의 신경세포에는 많은 시냅스를 볼 수 있다. 약확대도(위)와 확대도. 화살표가 시냅스 부분이다

산 중에도 정보전달에 관여하는 물질이 있다는 것이 알려졌다 (52~55항 참조).

아세틸콜린은 지름 약 40㎜인 구형으로 밝은 소포 내에 함유
된다는 것이 알려져 그 성질은 흥분성인 것과 지름 50㎜의 편
평하고 밝은 시냅스 소포는 억제성의 전달물질(GABA, 글리신)을
함유한다는 사실 등이 밝혀졌다.

펩티드성 전달물질 중에는 P물질, VIP, 엔케팔린, 엔도르핀,
뉴로텐신, 시상하부 하수체계의 호르몬 등 다수가 있다. 아미노
산 중에는 전달물질로 글루탐산, 아스파르트산, 글리신 등이 주
목된다. 최근에는 면역조직 화학적 수법의 발전으로 전자현미
경 수준에서 직접적으로 신경전달물질 그 자체를 시냅스 소포
와 함께 증명할 수 있게 되어 보다 상세한 사항이 일진월보로
밝혀지고 있다.

2장 신경생리의 기초

생리학이란
신체를 유지하기 위하여
먹고 소화하고 영양소를 흡수하고
호흡하고 배설하고 아이를 만들고
또한 그것들을 적절하게 통합하는 등의
생명현상의 기초를 밝히는 학문을 말한다.
그러면 신경세포와
그 기능을 생리학적 눈으로 보면…….

21. 신경세포 생리학

'당신은 신경성 위염이군요', '녀석은 신경질적이다', '시끄러워서 신경에 거슬리는데', '신경을 다치면 끝장이야' 등 일상생활에서 여러 가지 뜻으로 신경이란 말이 쓰인다.

이 장의 첫머리에서 말한 대로 생리학이란 생명현상의 기초를 밝히는 학문을 말한다. 그러면 생리학적 신경세포는 어떠한 특징을 갖고 있을까?

첫째의 특징은 흥분한다는 것이다.

둘째의 특징은 인간은 태어난 후 더 증가하지 않는다. 즉, 탄생 후 신경세포는 분열하는 능력이 없다는 것이다.

첫째 특징인 '흥분한다'는 것에 관해서는 신경세포 외에도 흥분하는 세포는 신체 내에 있다. 예를 들면 근육을 만들고 있는 근세포도 흥분한다. 근세포가 흥분하면 근육의 길이가 단축되어 수족이나 몸이 신장하거나 수축한다. 이에 반해 신경세포의 흥분은 정보를 전달하고 정보를 통합하여 반응을 일으키는 데 있다. 물론 근세포를 수축시키는 지령을 하는 것도 이 일 중에 포함된다.

뇌 속에는 많은 신경세포가 활동하고 있다. 먹고 호흡하고 배설하고 아이를 만드는 등의 생명현상, 또 본능이라고 부르는 언뜻 정체를 알 수 없는 것 등 대부분의 생명현상은 뇌 속의 신경세포가 제어하고 있다.

다만, 뜨거운 것을 만졌을 때 손을 황급히 떼는 것과 생명에 죽음의 위험이 확실하게 닥치는 등의 특별한 경우에 작용하는 특별한 위험회피 체계인 반사는 생각하기 전에 피해야 하므로 그 기구는 뇌보다 앞의 척수에 있다.

둘째 특징인 신경세포의 분열에 대해서는 나중에 설명한다 (30항 참조).

22. 정지막 전위: 신경세포가 조용할 때

인체를 이루고 있는 많은 세포는 세포막을 경계로 하여 안쪽이 -0.01~-0.1V로서 음으로 대전하고 있다. 이것을 막전위라고 한다.

즉, 많은 세포의 막에는 전압이 낮은 건전지가 장치되어 있다. 근육세포나 신경세포 등 특별한 세포 이외의 세포에서는 이 막전위는 일정하며 전기적으로는 그 세포가 활동하고 있지 않은 것처럼 보인다.

그러므로 이 조용한 일정의 막전위를 정지막 전위라고 부른다. 그러나 근육세포나 신경세포에서는 앞항에서 말한 것과 같이 다른 곳에서 자극이 오면 그에 대응하여 세포 내의 전위에 변화가 생긴다. 이 변화를 정지막 전위에 대해 활동막 전위라고 부른다.

막전위를 조사하려면 전해질 용액을 채운 끝이 가는 유리관 (선단 지름이 $1/10^4$㎜ 정도) 선단을 살짝 세포 속에 집어넣는다. 유리관 속의 전해질 용액에 금속의 전극을 넣어, 음극선 역전류 검출관(Oscilloscope)은 마치 텔레비전 브라운관에 그림이 나타나는 것같이 전기의 변화를 브라운관 상의 점(스폿)의 움직임으로서 나타내는 기계로 전위를 관찰한다. 유리관의 선단이 신경세포 속에 들어가면 스폿은 약 -0.07V까지 저하한다. 이것으로 신경세포가 활동하지 않을 때 신경세포의 막은 약 -0.07V로 대전한다는 것을 알 수 있다.

그러면 이 막의 전지의 구조는 어떻게 되어 있을까? 세포 속과 밖에 있는 물질의 양은 균일하지 않고 현저한 차이가 있다. 세포내의 K^+는 세포 밖에 비해 27배나 많다. 이에 반해 세포 밖의 Na^+는 10배, Cl^-는 14배나 세포 안보다 많이 존재한다.

왜 이렇게도 세포 안과 세포 밖은 이온농도 차가 생기는가 하는 것은 나중 항목(24항 참조)에서 설명하기로 하고, 세포 내외에서의 이들 이온의 불균형이 정지막 전위를 만드는 원인이 되어 있다.

23. 활동막 전위: 신경세포가 작용할 때

신경이 자극되면 신경은 활동을 시작하여 활동막 전위(활동 전위, 임펄스라고도 한다)라고 부르는 독특한 막의 전위 변화가 관찰된다.

여기에서 이후에 자주 나오는 전문적인 용어를 조금 설명하기로 하자. 신경세포막의 전위는 앞서도 설명한 것과 같이 음으로 대전하고 있는데, 이 전위가 0에 가까워지는 것을 탈분극이라고 한다. 이와 반대로 신경세포막의 음의 전위가 다시 커지는, 즉 정지막 전위가 더욱 음으로 되는 것을 과분극이라고 부른다.

신경세포가 활동을 시작하면 점차로 막전위는 탈분극을 시작한다(즉, 음에서 0의 방향으로 상승한다). 다음에는 역치 전위(발사 수준)라고 부르는 특정한 전위까지 탈분극이 도달한 것을 음극선역전류 검출관으로 보면 스폿은 급격히 상승하여 0을 넘어 약 0.03V까지 상승한다. 그 후 스폿은 급격히 하강한다. 약 3/4 정도까지 급하강 하면 강하 속도는 차차 느려지고 점차로

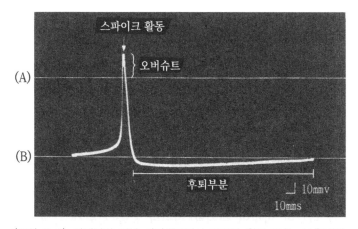

〈그림 2-1〉 달팽이의 거대 신경세포에서 기록된 활동 전위. 31항에서
설명하는 달팽이에 존재하는 거대 신경세포에서 전기활동
을 기록하였다. (A)의 선이 0V, (B)의 선이 정지막 전위.
스파이크 활동 후에 후과분극이 생겨나고 있다
가로선:10mms(1/100s)   세로선:10mmv(1/100v)

정지막 전위로 향해 하강한다.

  그러나 이 막전위의 하강은 정지막 전위에 도달해도 멈추지
않고 정지막 전위를 약간 지나쳐 버린다. 막전위는 정지막 전
위보다 더 음으로 된 뒤부터 천천히 상승하여 정지막 전위로
되돌아온다(그림 2-1).

  이 활동 전위의 일련의 변화에는 각 부마다 이름이 붙여져
있다. 다시 말해 막전위의 급격한 상승과 하강을 스파이크, 막
전위가 0V를 넘어간 부분을 오버슈트, 반대로 막전위가 정지막
전위를 넘어 더욱 음으로 된 부분을 후과분극이라 부른다.

  활동 전위가 발생 중에는 신경은 불응기에 있으므로 새로운
자극이 와도 새로운 자극을 신경은 무시한다. 다만, 불응기에도
2종류가 있어 아무리 강한 자극에도 반응하지 않는 절대 불응

기와 그에 계속되는 강한 자극이면 반응하는 상대 불응기로 구분된다.

어쨌든 이 일련의 변화가 축색 내에 순차적으로 파도같이 전해져 자극의 전도가 이루어진다.

24. 이온기구: 막전위의 발생

22항에서 세포 내와 밖에 있는 물질의 양은 균일하지 않고 현저한 편차가 있으며, K^+는 27배, Na^+는 10배, Cl^-는 14배나 농도가 다르며 이것이 정지막 전위나 활동 전위가 발생하는 원인이라고 하였다. 그렇다면 왜 이렇게도 세포 내외에서 K나 Na의 농도가 다를까?

그 이유는 세포 내에 K를 받아들이고 동시에 Na를 밖으로 퍼내는 펌프 같은 것이 세포막에 있기 때문이다. 이 펌프는 세포 내의 Na^+를 2개 밖으로 내보내고, 그때에 3개의 K^+를 세포 내로 받아들인다. 이 펌프는 ATP라는 물질이 갖고 있는 에너지에 의해 작동되고 있다(42항 참조).

그렇다면, 전 항에서 설명한 스파이크는 어떻게 발생하는가? 신경 세포막에는 K, Na 등의 이온을 통과시키는 채널(K채널)은 K를, Na를 위한 Na채널은 Na 이외는 통과시키지 않는다. 신경세포가 활동하고 있지 않을 때는 채널은 닫혀 있다.

신경이 흥분하면 우선 Na채널이 열리고 양으로 대전한 Na^+가 세포 내로 들어오므로(Na의 농도는 세포 밖이 높으므로), 세포 내는 점차 탈분극하고 그 후 채널은 닫힌다. Na채널보다 좀 늦게 K채널이 열리고 이것 역시 양으로 대전한 K^+가 세포 밖으로 나간다(K의 농도는 세포 안이 높으므로).

이 2개의 채널이 열리는 시간 차이에 의해 〈그림 2-1〉에서 보이는 오버슈트나 후과분극 등의 복잡한 활동막 전위가 발생한다.

25. 자극역치: 신경세포를 자극하려면

당연한 일로 여기고 있으나 신경세포는 자극이 있으면 흥분한다. 그렇다면 자극만 있으면 언제나 신경(신경세포)은 흥분하는 것일까? 앞에서도 말했지만, 그 자극의 강도와 동시에 언제 자극이 오는가 하는 것도 중요하다. 또한 인간의 감각을 다스리는 신경세포는 그 감각의 역할을 시각, 미각, 청각 등으로 분담하므로 당연히 자극의 질도 중요하다. 이제부터는 어떠한 자극에 의해 신경세포가 흥분되어 활동 전위를 발생하는가, 혹은 활동 전위를 발생하지 않는가를 알아보기로 하자.

23항에서도 설명한 것과 같이 신경세포가 임펄스를 발생시키기 위해서는 이른바 역치 전위(발사 수준)라고 부르는 전위까지 탈분극이 도달할 필요가 있다. 이 발사 수준까지 신경세포막을 탈분극시키지 않는 자극은 임펄스를 발생시키지 않는다. 이것을 '"전부냐 전무냐"의 법칙'이라고 한다. 신경세포는 흥분시키는 자극(탈분극성의 자극)과 그 활동을 억제하는 자극(과분극성의 자극)이 있다.

탈분극성의 자극과 과분극성의 자극을 많이 받는다 하여도 그 양 방향의 자극의 총합이 신경세포의 막전위를 역치 전위로까지 상승시키지 못하면 신경세포는 임펄스를 발생하지 못한다. 즉, 신경 세포가 임펄스를 발생하여 받아들인 정보를 다음 신경세포로 전달하는가 않는가는 온 자극의 합계가 그 신경세포의 막전위를 역치 전위로까지 높일 수 있는가에 달려 있다.

다음으로 불응기의 문제가 있다. 23항에서도 설명하였듯이 신경세포가 활동 전위를 발생하고 있는 동안에는 자극을 받아도 그 자극을 무시한다. 전혀 정보처리 할 수 없는 불응기가 있다는 것은 언뜻 보아 곤란한 것같이 여겨진다. 그러나 나중에도 말하겠지만 이 불응기가 있기 때문에 활동 전위는 신경의 축색 속을 중추에서 말단 쪽으로 올바르게 보낼 수 있다.

26. 전도와 전달: 신경정보의 전달방식에는 2종류가 있다

전도와 전달, 둘 다 신경정보가 전해지는 것인데 신경생리학상으로 양자는 전혀 다른 뜻을 갖고 있다.

전도란 발생한 활동 전위(임펄스)가 축색을 따라 중추 측에서 다음의 신경세포와의 접점인 시냅스가 있는 말초 측으로 전해지는 것을 나타내고 있다. 이 전도의 방향은 중추 측에서 시냅스의 방향(말초 측)으로의 일방통행이며 반대 반향이 되는 일은 없다. 그렇다면 왜 전도는 한 방향으로만 전해지는 것일까?

축색의 첫 번째 장소에서 활동 전위가 발생하였다고 하자(설명의 편의상 이 부분을 막1이라고 한다). 활동 전위가 발생하여 막1 부분의 신경세포막이 강하게 탈분극하면 이 탈분극에 영향을 받아 그 이웃 신경세포막(이것을 막2라고 하자)도 탈분극하게 된다. 막2인 신경세포막의 탈분극이 활동 전위를 발생시키기 위한 역치를 초과하면 이번에는 이 막2에서 활동 전위가 발생하게 된다. 막2에서의 활동 전위도 그 주위의 막전위에 영향을 미친다. 막2의 이웃에 있는 막3 부분에서는 앞에서와 같이 탈분극하여 드디어 활동 전위가 발생하게 된다.

그렇다면 막3 반대쪽의 막1에서는 어떠할까? 분명히 막2의 활동 전위의 영향으로 막1도 탈분극을 일으키나, 막1 부분은 공교롭게도 먼저 활동 전위를 발생한 직후인 불응기에 있다. 그 때문에 막1에서는 활동 전위는 발생될 수 없다. 다시 말해서 활동 전위는 되돌아 갈 수 없고, 앞으로만 한 방향으로 전해지게 된다.

이것과는 반대로 전달이란 신경세포의 축색 내를 전도된 신경정보가 다음 신경세포와의 접점인 시냅스에 도달하여 다음의 신경세포에 그 신경정보를 전하는 것을 뜻한다.

27. 전도속도: 신경 내 정보를 전달하는 것은 느린가?

앞의 항에서 말한 것과 같이, 전도란 발생한 활동 전위가 축색을 따라 중추 측에서 다음의 신경세포와 접점인 시냅스가 있는 말초 측에 전기적으로 전해지는 것을 뜻한다. 마치 전기가 전선 속을 통과하는 것같이 보이나 신경 속을 지나는 속도는 그렇게 빠른 것은 아니다.

전기가 전해지는 속도는 빨라 1초간에 몇 만 킬로미터의 속도로 전해진다. 그러나 신경을 전달하는 전기의 속도는 아무리 빨라도 겨우 1초간에 120m(약 439㎞/h), 늦은 것은 불과 50㎝ (약 1.8㎞/h) 정도밖에 전해지지 않는다.

그럼, 전선에 전기가 흐르는 경우와 신경의 축색에 임펄스가 전기로 전달되는 경우는 같은 전기라도 그 흐르는 속도는 250만 배나 다르다. 신경의 축색에 임펄스가 전해질 때는 막의 채널이 순차적으로 열렸다. 닫혔다 하면서 전해진다. 이 때문에 시간이 걸려 $1/25 \times 10^5$로 느려진다.

〈표 2-1〉 말초신경의 종류와 전도속도

지름은 μm(1/1000mm)로 나타내고, 전도속도는 1초간에 전해지는 거리를 m로 나타내었다

분류	신경의 기능	지름(μm)	전도속도(m/s)
유수신경섬유	운동	12~20	70~120
	촉각, 압각	5~12	30~70
	운동의 조절	3~6	15~30
	통각, 온도각	2~5	12~30
	교감신경 절전섬유	3 이하	3~15
무수신경섬유	통각, 각종 반사	0.4~1.2	0.5~2
	교감신경 절후섬유	0.3~1.3	0.7~2.3

신경의 축색에 같은 방법으로 전달되는 경우라도, 그 속도에 250배나 차이가 있는 이유는 무엇일까? 신경에 임펄스가 전해지는 속도는 축색의 굵기에 따라 다르다. 또 하나의 이유로서 그 축색이 유수섬유인가 무수섬유인가에 따라서도 전해지는 속도가 다르다. 일반적으로 굵은 축색일수록 전해지는 속도가 빠르고 가늘수록 느리다. 또 다음 항에서도 설명하겠으나 유수섬유는 도약전도라고 하여 특별한 전달방식이므로 무수섬유보다 속도가 빠르다.

뇌 속의 여러 부위에 있는 신경에서 그 전도속도가 조사되었다. 〈표 2-1〉은 뇌에 들락날락한 말초신경의 전도속도를 나타낸 것인데, 굵기, 속도, 수의 유무에 따른 전달속도 차이를 알 수 있을 것이다.

28. 도약전도: 정보전도의 초특급편

앞 항에서도 이야기하였으나 유수섬유의 전도속도는 무수섬유에 비하여 대단히 빠르다. 이것은 여기에서 설명하는 도약전

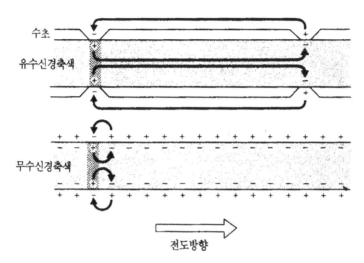

〈그림 2-2〉 축색 속을 전도하는 임펄스의 주위에서 흐르는 탈분극성의
극소전류의 흐름. 유수축색에서는 수초의 절연효과 때문에
먼 곳이 탈분극한다. 빗금: 활동하고 있는 부분. 굵은선: 전
류의 흐름

도가 있기 때문이며 이것으로 인해 전도속도는 50배 이상이나
빨라진다.

이 책의 처음에서도 설명하였으나(19항 참조) 유수섬유의 특
징은 축색에 수초가 형성되어 있다는 것이다. 수초는 비닐코드
속에 전선을 싸고 있는 비닐과 같이 절연의 역할을 하고 있다.
그러나 유수섬유에서는 절연을 하고 있는 수초에 '랑비에 결절'
이라는 구멍이 열려 있다. 물론, 절연하고 있는 부분에 구멍 같
은 것이 있으면 합선된다. 그러나 이 구멍을 적절하게 활용하
여 합선시키면서 전도를 하는 것이 도약전도이다.

도약전도란 이름 그대로 임펄스가 축색의 수초에 열린 구멍
을 도약하면서 전하는 전도 방법을 말한다. 도약전도를 근래에

유행하는 공상과학 소설의 용어로 말하면 임펄스가 구멍을 순차적으로 끌어당기는 Warp전도 방법이라고 할 수 있다.

그러면 임펄스의 워프는 어떠한 기작으로 생기게 되는 것일까? '전도와 전달'의 항에서 '활동 전위는 되돌아갈 수 없고 앞으로만 한 방향으로 전해진다'고 말하고, 또한 왜 되돌아가지 않고 앞으로만 한 방향으로 전해진다'고 말하고, 또한 왜 되돌아가지 않고 앞으로만 전달되는가를 설명하였다. 도약전도에서도 이와 같은 일이 생겨나고 있을 뿐이다. 축색은 수초에 의해 절연되어 있으므로 활동 전위가 발생시킬 수 있는 것은 절연되지 않은 랑비에 결절 부분에만 한정된다(그림 2-2). 그러므로 결절 부분의 신경세포막이 강하게 탈분극하였을 때, 이 탈분극에 영향을 받아 탈분극하는 것은 그 이웃에 있는 결절 부분이 된다. 이웃에 있는 결절 부분의 막의 탈분극이 활동 전위를 발생시키기 위한 역치를 초과하면, 이번에는 이 결절에서 활동 전위가 발생한다. 이렇게 중간은 건너뛰어 결절의 부분만을 순차적으로 전해 나가는 것이 도약전도이다.

29. 신경흥분의 전달: 신경세포간의 정보 주고받기

흥분의 전도와 전달은 다르며, 전도란 임펄스가 신경세포의 축색 속에 전해지는 일이다. 전달이란 축색 속에 전도되어 온 임펄스가 다음의 신경세포와 접점인 시냅스에 도달하여 다음의 신경세포에 그 정보를 전하는 것을 뜻한다고 앞에서 설명하였다. 그러나 이 후의 점이 사실과는 전혀 다르다.

전도의 경우, 축색이 있는 부분까지 전해진 흥분은 다음에도 흥분으로 전해진다. 그러나 전달의 경우는 시냅스까지 전해진 흥분이 다음의 신경세포를 반드시 흥분시킨다고는 할 수 없다. 전달하는 시냅스가 흥분성 시냅스인 경우에는 시냅스까지 도달한 흥분은 다음의 신경세포를 흥분, 즉 탈분극시킨다.

그러나 그 시냅스가 억제성 시냅스인 경우에는 시냅스까지 전달된 흥분은 다음의 신경세포를 억제, 즉 과분극시킨다. 이와 같이 전달의 경우, 시냅스까지 도달한 흥분이 다음의 신경세포를 흥분시키는가 혹은 억제하는가를 결정하는 것은 그 시냅스의 성질에 따른 것이다.

그러면 전달은 어떻게 이루어지는 것일까? 이제까지 설명한 것과 같이 신경흥분의 전도는 전기적으로 이루어져 왔다. 마찬가지로 흥분의 전달이 전기적으로 이루어지는 전기 시냅스라고 부르는 시냅스가 있다.

예를 들면 전정신경핵이라고 부르는 신경의 뭉치 중에서 바깥쪽에 가깝게 있는 시냅스의 몇 개는 이 전기 시냅스인 것으로 알려져 있다. 그러나 전기 시냅스는 매우 적으며, 많은 시냅스의 전달은 화학적으로 이루어진다. 시냅스에 흥분이 도달하면 시냅스로부터 신경전달물질이라고 부르는 물질이 방출된다.

이 방출된 물질이 다음의 신경세포의 수용체(리셉터) 부분에 결합한다. 그러면 다음의 신경세포 리셉터와 연결한 이온의 채널 상태가 변화한다. 그 결과로 신경세포가 과분극하거나 탈분극하면서 흥분의 전달이 이루어진다. 어떤 물질이 전달물질로서 작용하는가 하는 것은 뒤의 항에서 설명한다(48항 참조).

30. 재생: 죽은 신경세포는 재생하지 않는다

이 책의 처음에서도(16항 참조) 설명하였으나, 신경세포는 크

게 나누어 신경세포체는 주로 정보전달을 하는 돌기의 기능을
유지하는 역할을 한다고 생각된다. 그러므로 신경의 재생 여부
에 관한 문제는 신경세포체와 돌기로 구분하여 생각해야 한다.

몇 가지 예외를 제외하고는 신체의 세포는 태어난 후에도 필
요하면 활발하게 분열(재생)을 반복한다. 그러나 신경세포는 태
어났을 때는 이미 최후의 세포분열을 마쳤으므로 태어난 후에
는 신경 세포는 증식하는 능력을 상실한다.

태어난 후에 증식하는 것은 신경과 신경 사이를 연결하는 돌
기뿐이고, 돌기의 망(그물)은 성장에 따라 복잡하게 얽혀질 뿐이
다. 그러므로 태어난 후 신경세포가 죽거나 상해 등으로 파괴
되면 죽은 신경세포는 세포분열로 보충할 수 없다.

뇌 속에서는 하루에 50만 개 이상의 신경세포가 죽어간다.
그렇다고 어제까지 할 수 있었던 것을 오늘에 와서 못하게 되
었다는 느낌을 갖는 일은 없다. 또한 뇌졸중 등으로 수족이 부
자유스러워져도 적절한 기능회복 훈련을 하면 기능은 원상으로
회복된다. 이러한 사실은 마치 신경이 재생하고 있는 것같이
보인다.

그러나 회복한 것같이 보이는 것은 살아남은 신경세포의 돌
기가 점차적으로 새로운 회로망을 구축하여, 죽은 신경세포의
기능을 대리 수행하고 있는 것에 불과하다. 다만 너무나 심하
고 광범위하게 상해를 입어 대치할 신경세포가 없는 경우에는
어쩔 수 없지만, 한편, 신경세포체는 손상을 입지 않고 돌기만
장애를 받았을 때의 재생 여부는 손상의 정도에 따른다. 잘라
진 손가락이나 손을 수술로 연결할 때 잘라진 신경을 잘 이으
면 멀쩡히 재생된다.

3장 별로 알려져 있지 않은
뇌 기능의 이야기

이 장에서는
별로 잘 알려져 있지 않거나
뇌를 연구하는 사람들만이
알고 있는 것 같은
좀 특별한 이야기나 좀 진기한
뇌의 기능에 관한 화제를
이야기하려 한다.

31. 대용뇌: 달팽이의 뇌는 사람의 뇌

사람의 뇌 기능이나 병태를 해명하기 위해서는 사람을 포함하여 원숭이, 개, 고양이, 생쥐, 쥐 등 여러 가지 동물이 실험에 사용된다. 여기에서는 그중에서도 진기한 것을 몇가지 소개한다.

(1) **달팽이** 달팽이의 중추신경계에는 포유동물의 가장 큰 신경세포의 1,000배 정도나 되는 거대 신경세포가 몇 개나 있다. 다른 동물로 신경 세포의 기능을 연구하면 같은 부위에 같은 크기의 신경세포를 실험에 사용하여도 항상 그 성질이 같다고는 할 수 없다. 그러므로 신경세포 기능의 엄밀한 해석은 어렵다.

그런데 같은 종류의 달팽이의 거대 신경세포는 항상 동일하게 배열하고 언제나 동일한 성질을 가진 신경세포를 찾아내어 [동정(同定)이라고 한다] 사용할 수 있다. 게다가 몇 개의 신경세포에서는 심장의 리듬을 제어하고 있는 등의 그 신경세포가 다스리는 기능까지 알 수 있다.

(2) **군소** 군소는 여름의 해안 등에서 썰물 후에 종종 볼 수 있으며, 밟으면 보라색 즙이 나오는 해삼 비슷한 동물이다. 군소도 달팽이와 마찬가지로 거대 신경세포(달팽이보다 약간 크다)가 있으며 동정되어 실험에 사용되고 있다.

(3) **금붕어** 견골어의 연수에는 마우트너세포(Mauthner's Cell)라고 부르는 큰 신경세포가 좌우 1쌍 있으며 동정이 가능

한 신경세포로서 실험에 사용되고 있다. 또한 이 세포에는 전기 시냅스(29항 참조)가 있다.

⑷ **오징어** 오징어의 신경세포의 몇 가지는 굵은 축색을 갖고 있다. 그러므로 축색 중의 세포액을 추출하여, 다른 조성액으로 바꾸어 신경세포 기능의 이온기구를 연구할 수 있다. 만일 오징어에 거대 축색이 없다면 어떻게 임펄스가 축색 속에 전달되는가 하는 상세한 해석은 이루어질 수 없었을 것이다.

32. 좋은 산소와 나쁜 산소: 질병을 일으키는 나쁜 산소

뇌가 활동하기 위한 에너지는 주로 포도당에서 얻고 있으나, 포도당을 대사하여 에너지를 만들려면 산소가 필요하다. 그러므로 신체의 2.5%의 무게에 불과한 뇌의 산소 소비는 몸의 전체 필요량의 20%나 된다. 뇌에는 매분 750㎖의 혈액이 공급되고, 그중에서 49㎖의 산소가 뇌에 흡수된다.

이와 같이 뇌는 에너지 발생을 위해 대량의 산소를 필요로 하므로 뇌는 저산소 상태에서는 대단히 약하며 뇌혈류를 완전히 멈추면 수초 안으로 의식을 잃는다. 또한 산소의 수요는 뇌의 부위에 따라서도 다르다. 예를 들면 대뇌피질은 뇌간부보다 저산소 상태에 약하다. 혈류가 단시간 멈춘 후에 혈류가 재개하였을 때, 호흡이나 내장의 기능을 다스리는 뇌간부의 기능이 정상으로 회복되어도, 지능 등의 고차 기능에 장애가 남는 것은 이런 이유 때문이다.

뇌의 정상 기능을 유지하는데 필수 불가결한 것이 산소이지만, 산소도 섭취가 이상적으로 과다하면 뇌 기능에 장애를 일으킨다. 일부의 산소는 뇌 속에서 활성화되어 활성산소 (O_2^-, OH, H_2O_2 등의 총칭)가 된다. 이 활성 산소는 물질에 대한 산화력이 강해 뇌의 신경세포나 혈관 등의 세포벽을 산화하므로 세포는 죽게 된다. 이래서는 곤란하므로 세포 내에서는 슈퍼옥사이드디스무타아제(Superoxide Dismutase)나 카탈라제(Catalase) 등의 효소가 활성산소를 소거하여 산소로부터 세포를 지키고 있다.

그러나 활성산소가 다량으로 발생하거나 그 제거 기능에 장애가 있으면 처리할 수 없는 활성산소가 장애를 유발한다. 두부에 외상을 입은 후에 생기는 간질, 뇌일혈, 뇌경색 때에 생기는 뇌부종, 파킨슨병이나 노인 치매의 발생 기작에는 활성산소가 관여하는 것으로 보인다.

조깅이나 에어로빅 등으로 산소를 필요 이상으로 흡입하면 뇌에 나쁜 영향을 미치지 않을까?

생쥐에 순수한 산소를 1주간 흡수시키면 뇌 속의 과산화물은 증가하지 않으나 3주 이상이 되면 축적된다.

33. 뇌 무게와 지능: 머리 좋은 아이는 머리가 무거운가?

'머리 좋은 것'을 뇌의 여러 가지 계측값에서 비교하며 생각해 보자. 가장 '머리가 좋다'는 것은 어떤 상태를 말하며 어떻게 비교하는가 하는 것은 그 자체가 어려운 문제를 포함하고 있다. 그러나 여기에서는 보통 일상 회화에서 사용하는 '머리가 좋다'라는 애매한 뜻으로써 생각하여 보자.

우선, 사람과 동물을 비교해 보자.

사람은 대뇌가 무거워서 머리가 좋은 것일까? 〈표 3-1〉를

⟨표 3-1⟩ 여러 동물의 뇌의 무게와 체중과의 비율

동물명	뇌의 무게(g)	체중과의 비율
개구리	0.095	1:395
쥐	0.376	1:36
참새	0.795	1:26
잉어	0.93	1:860
비둘기	1.775	1:116
바다거북	7.5	1:10280
고양이	32	1:128
원숭이	80.5	1:88
말	448	1:534
고릴라	450	1:200
사람	1375	1:41
참고래	2490	1:250
코끼리	4660	1:439

⟨표 3-2⟩ 여러 동물의 대뇌피질의 세포 밀도

동물명	0.001㎣ 중의 세포수
생쥐	142.5
흰주	105.0
기니피그	52.5
토끼	43.8
고양이	30.3
개	24.5
원숭이	21.5
사람	10.5
코끼리	6.9
고래	6.8

보면 이 표 속에서는 코끼리의 뇌가 가장 무겁다. 코끼리는 몸체도 크므로 전체의 무게만으로는 단순하게 비교할 수 없다. 그러나 체중당 뇌의 무게로는 참새나 쥐쪽이 사람보다 무겁다.

대뇌에는 주름이 있어 대뇌의 표면적을 증가하여 효율을 높

〈표 3-3〉 저명한 일본인의 뇌무게

구분	직업	사망연령	뇌무게(g)
A 씨	정치가	66	1600
B 씨	정치가	62	1495
C 씨	종교가	70	1470
D 씨	소설가	50	1425
E 씨	소설가	48	1420
F 씨	의학자	59	1415
G 씨	의학자	59	1410
H 씨	의학자	68	1360
I 씨	의학자	66	1345
J 씨	경제학자	69	1340
K 씨	이학자	57	1310
L 씨	사상가	55	1310
M 씨	의학자	66	1255
N 씨	해부학자	73	1186

이고 있다. 그렇다면 뇌의 주름 수는? 이것도 돌고래가 사람보다 많다. 돌고래는 언어를 갖고 학습 능력도 뛰어난 머리 좋은 동물이기는 하지만.

효율이란 점에서는 일정한 부피에 포함되는 신경세포의 밀도도 중요할 것이다. 그러나 이것도 〈표 3-2〉와 같이 쥐, 토끼, 고양이, 개 등에도 지고 있다. 이상과 같이 뇌의 무게, 신체에 대한 비율, 뇌의 주름수, 신경세포의 밀도 등 어느 것에 있어서도 사람은 다른 동물보다 못하다

다음은 사람끼리 비교해 보자. 〈표 3-3〉은 일본의 저명한 고인의 뇌 무게를 측정한 것인데, 이것을 봐도 뇌의 무게와 '머리가 좋은 것'과는 관련이 없는 것 같다.

결국은 '머리가 좋은 것'은 뇌의 무게, 신체에 대한 비율, 주름의 수, 신경세포의 밀도 등이 조화(이것도 별로 과학적인 표현

법은 아니지만)가 중요할 것이라는 뜻이 된다. 그러나 이것도 사실 여부는 어떨지? 다음 항과 같은 예도 보고되고 있다.

34. 대뇌 무용설: 대뇌는 지나치게 큰가?

CT검사(79항 참조)가 병원에서 한참 시행되기 시작하였을 무렵(1980), 미국의 과학 잡지 『사이언스』에 '당신의 뇌는 정말 필요한가?'라는 제목의 흥미 있는 기사가 실렸다.

대학의 수학과를 나온 남성이 취직시험을 보려고 어느 회사로 갔다. 거기의 신체검사에서 머리가 보통 사람보다 좀 큰 것 같아 만약을 위해 정밀검사를 해 보라고 하여, 뇌외과에서 정밀검사를 받았다. 뇌외과에서는 머리가 좀 크기 때문에 뇌 속의 뇌실에 뇌척수액이 고이는 수두증(水頭症)일 수도 있다고 의심하여 CT검사를 실시하였다. 결과는 예측대로 수두증이었고, 대뇌의 두께는 불과 수밀리미터 밖에 안 되고 대뇌의 무게는 100g 이하라는 것이 판명되었다.

수두증은 고인 뇌척수액으로 대뇌가 압박되어 대뇌가 얇어지고 신체가 마비되거나 지능발육 부진, 경련 등을 일으킨다. 그래서 여러 가지 검사를 실시하였으나 운동 능력은 전혀 이상이 없이 정상이고 행동이나 정신 상태도 전적으로 정상이었다. 더욱이 지능 정도를 나타내는 IQ에 있어서 126으로 수재(80~120이 보통)라는 것을 알았다.

보통 사람은 대뇌의 두께는 약 4.5㎝, 뇌의 무게는 약 1,300g인데 이 남성은 보통 사람의 1/10밖에 안 되었다. 학습, 판단, 기억, 언어 및 마음의 기능 등이 대뇌피질의 기능과 깊은 관계가 있다. 이 남성의 예를 생각할 때, 이러한 기능을 만족하게 하려면 대뇌는 1/10 이하로도 충분하다는 것을 나타낸다.

그렇다면, 논문의 제목과 같이 우리의 대뇌의 9/10는 진정으로 필요 없는 것일까? 또한 나머지 부분은 무엇을 하고 있는 것일까? 원래의 기능을 발휘하지 않고 잠자고 있었던 것일까? 잠자고 있는 대뇌의 신경세포를 깨워 작동시키면 더욱 머리가 좋아질까.

35. 신경세포의 수명: 신경세포는 하루에 100만 개 죽는다

뇌의 신경세포는 대뇌에 약 140억 개, 소뇌피질에 약 1,000억 개 있다. 그밖에도 연수 등을 합치면 합계 약 수백억 개의 신경세포가 두개골 속에 들어 있다. 앞에서도 말한 것과 같이, 중추신경계의 신경세포는 태어나기 전의 최종 세포분열 이후는 다시 세포분열하지 않으므로 그 수가 증가되는 일은 없다.

그렇다면 최종 세포분열 후, 그 사람이 죽을 때까지 신경세포는 작용하는 것일까? 유감스럽게도 신경세포에도 수명이 있으며 그 수명에 따라 죽어간다. 혈액 중 적혈구의 수명은 길어야 4개월 정도이나 신경세포의 수명은 더 길다고 한다. 그렇다고 해도 하루에 수십 만 개에서 100만 개 정도의 신경세포가 사망하는 것으로 추정되고 있다. 하루에 50만 개가 사망한다고 가정해도 80년간에는 150억 개, 즉 단순하게 계산해도 80년 후라도 8할 이상이 남아 있다.

뇌출혈이나 뇌경색 등이 일어나서, 신경이 사망하면 사망한 신경세포가 무엇을 하였는가에 따라 수족의 마비나 언어장애가 생기게 된다. 그렇다면 매일 신경세포가 죽고 있는데도 왜 그것에 따르는 장애를 느끼지 못하고 있는가. 더군다나 몇 십 년

이란 단위로 보면, 나이를 먹으면 기억력이 나빠지든가 몸을 원활하게 움직일 수 없는 일이 생기기는 하지만.

앞항에서 사람의 뇌의 9할은 잠자고 있을 가능성이 있다고 말하였다. 하나의 활동을 하고 있는 신경세포가 사망하면 이웃에서 잠자고 있던 신경세포가 깨어나서 죽은 신경세포의 일을 대신하는 것 같다. 분명히 가벼운 뇌출혈이나 뇌경색 후에 기능회복 훈련을 적절히 시행하면 탈락했던 기능은 회복된다. 그러면 앞항에서 말한 사람의 경우의 대뇌는 보통 사람의 1할 정도에 불과하였으니, 이 사람의 경우에 장래는 어떻게 될까? 1할뿐인데도 죽은 신경세포의 기능을 대신할 여력은 충분한 것일까?

36. 불면증: 뇌는 잘 수 없다

동물은 잠들면 그 활동을 정지한다. 그러나 뇌는 잠자지 않고 활동한다. 마치 심야에 거리는 활동을 안 해도 전기, 수도, 소방, 경찰 등 거리의 원래 기능을 정상으로 유지하는 기구는 움직이고 있는 것 같이 동물이 자고 있어도 호흡을 하고 심장도 움직이고 있다. 또한 체온은 항상 유지되고, 밤에 먹은 음식물을 소화하기 위해 내장도 활동한다. 모두 뇌가 그러한 움직임을 조절하고 있다.

수면에는 안구가 이리저리 움직이는 렘(REM)수면기와 안구가 움직이지 않는 논렘(non-REM)수면기의 두 시기가 있다. 수면 중의 뇌파를 관찰하면, 먼저 잠들기 시작하면 뇌파의 증폭은 점차 작아지고 파동의 기복도 점점 느려진다.

약 30분이 지나면 〈그림 3-1〉 같이 뇌파의 파동은 느리고

90

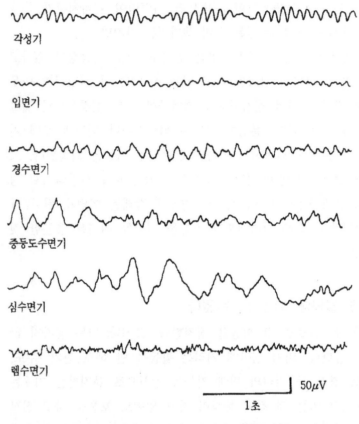

각성기

입면기

경수면기

중등도수면기

심수면기

렘수면기

| 50μV
1초

〈그림 3-1〉 여러 가지 수면의 깊이와 뇌파 뇌의 활동상황을 조사하기
　　　　　 위해 두피에 전극을 붙이고 뇌의 미약한 전기활동을 기록
　　　　　 한다. 기록된 것은 파동처럼 보이는데 이것을 뇌파기록이
　　　　　 라 한다. 가로선: 1초　　　　　 세로선:50μV(5/10⁵V)

커진다. 이때가 가장 깊이 잠든 때에 해당한다.

　이 상태가 1~2시간 정도 계속되면 갑자기 각성하고 있을 때
와 같은 뇌파가 나타나서 수십분 계속된 후 다시 깊은 잠에 빠
진다. 언뜻 보아 각성하고 있는 것 같은 뇌파가 나타날 때가

안구가 이리저리 움직이는 렘수면기라고 부르는 시기이며, 이때 꿈을 꾼다. 그리고 렘수면기 이외를 논렘수면기라고 한다. 이상에서 설명한 렘수면기와 논렘수면기가 4~5회 반복된 후에 잠을 깨게 된다.

흔히 '1시의 시계소리를 듣고 기억하고 있다. 2시, 3시, 4시도 그러니 밤새 자지 못했다'라고 말하는 사람의 가족에게 물어보면 '밤새 잘 자고 있었습니다'라는 대답을 듣는 경우가 있다. 렘수면기에는 육체적으로 자고 있으나 정신적으로 자고 있지 않았다는 것이 그 대답의 일부가 될 수 있을 것이다.

또한 '의식은 멀쩡한데 몸을 움직이려니 말을 듣지 않더라'라는 이른바 '가위 눌리다'는 것도 아직 완전하게는 의식도 신체도 각성되어 있지 않은 렘수면기를 경험하였다는 것으로 설명되는 경우도 있다.

37. 눈은 거꾸로 될 수 있는가?

눈의 망막에 비치는 외계의 경치는 눈의 렌즈 때문에 거꾸로 비친다는 것은 잘 알려져 있다. 그렇다면 거꾸로 비쳤는데 왜 거꾸로 보이지 않을까? 이것에 대해서는 두 가지 가설이 있다. 눈에서 후두부에 있는 시각중추에 뻗은 신경섬유의 다발이 꼬여져 후두부에서는 적절하게 망막의 위쪽이 아래쪽으로, 망막의 아래쪽이 위쪽으로 가있으므로 위는 위로, 아래는 아래로 느낄 수 있다. 또 하나는 신경섬유의 다발은 꼬여 있지 않으나 원래 시각중추에서는 위라고 느낄 수 있는 데가 아래쪽에, 밑이라고 느낄 수 있는 데가 위쪽에 있을 뿐이라는 것이다. 그러나 후두부에 있는 시각중추로 뻗은 경로는 〈그림 3-2〉와 같이

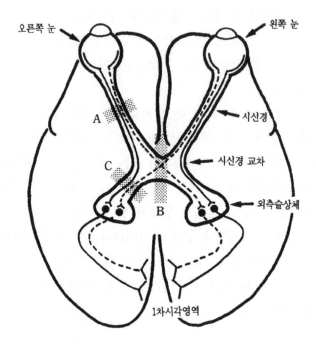

오른쪽 눈

왼쪽 눈

A

C

B

시신경

시신경 교차

외측슬상체

1차시각영역

〈그림 3-2〉 사람의 시각 전도로 사람의 시각전도로를 뇌
의 밑에서 보았다. 양쪽 안구의 외측망막(보이
는 것은 내측)에서의 신경섬유는 좌우로 교차
하고 있지 않다. 내측의 망막으로부터 정보는
좌우가 교차하여 외측슬상체로 운반된다

기묘하게 분기하여 있다. 이런 상태로는 적절하게 꼬여지는 것
은 어려울 것 같으며 좌우의 조합도 고려하지 않을 수 없다.

눈에서 뇌로의 기묘한 경로는 의학에서 병을 진단하는데 대
단히 중요하게 여긴다. 예를 들면 뇌종양이 A 부위를 압박하면
오른쪽 눈만 보이지 않게 된다. 또한 뇌하수체 종양 등으로 B
의 부위가 압박되면 양눈 시야의 바깥쪽만 보이지 않는다. 더
욱이 C의 부분에 종양이 있어 압박 받으면 양쪽 눈 모두가 시

야의 바깥쪽만 보이지 않는다. 더욱이 C의 부분에 종양이 있어 압박 받으면 양쪽 눈 모두가 시야의 좌측이 보이지 않는다. 이와 같이 언뜻 보아 기묘하게 보이는 시각의 신경경로도 진단상으로는 크게 유용하다.

그런데 옆으로 누워 텔레비전을 볼 때, 텔레비전 화면이 옆으로 된 것같이 느끼지 않는다. 좀 더 눈을 회전시키자. 피검자에게 상하가 반대로 보이도록 만든 안경을 씌워 실시한 실험이 있다. 안경을 쓴 당시에는 당연히 상하가 거꾸로 보이나 1주일쯤 지나면 상하가 정상으로 보이게 된다. 이제 그 안경을 벗으면 상하가 정상으로 보여야 할 텐데 상하가 거꾸로 느껴지고 다시 1주일쯤 지나면 정상으로 느꼈다는 보고가 있다. 다시 말해 외계의 상이 어떻게 망막에 비쳐 그것을 어떻게 느끼는 가는 뇌에서의 정보처리에 달린 것이다.

38. 인공 귀: 짜릿짜릿 감전하여 소리를 듣는다

귀에 소리가 다다르면 고막을 진동시켜 3개의 작은 뼈로 진동이 증폭되어 귀 속의 림프액에 전해진다. 림프액은 달팽이의 껍데기 모양을 한 와우(蝸牛)의 기저막을 진동시켜 그 위에 있는 수용신경 세포를 흥분시킨다. 와우의 구조는 끝 쪽으로 갈수록 가늘지만 기저막은 끝일수록 폭이 넓고 딱딱하다.

그 때문에 장소에 따라 기저막이 공진하는 주파수가 다르며 소리의 고저가 분석된다. 수용신경세포의 흥분은 청신경 중에서 그것에 대응하는 신경을 흥분시켜 임펄스가 뇌에 전해진다. 귀에서 고저와 강약으로 분석된 결과는 뇌에서 다시 합성되고 취사선택되어 소리의 해석이 이루어진다.

뇌가 소리가 오는 방향을 계산하기 위해서는 양쪽 귀에 도달하는 소리의 크기 차이나 시간의 차이를 이용한다. 뇌에는 양쪽 귀에서 전해지는 청신경의 임펄스를 마치 뺄셈을 하는 것같이 비교하여 뺀 값이 어떤 일정한 값에 이를 때에 임펄스를 발생하는 특별한 신경세포가 발견되어 있다.

귀에서 뇌 속으로 전해지는 정보는 시간마다 변하는 청신경 임펄스의 열뿐이다. 즉, 크기가 일정한 임펄스의 연속을 소리로서 해석한다. 그렇다면 마이크로폰을 사용하여 소리를 전기로 바꾸어 청신경을 직접 전기자극하면 어떨까······.

현재 이러한 발상에 근거하여 소리를 마이크로폰으로 받아 증폭하여 청신경에 감은 전극을 사용하여 청신경을 전기자극하는 인공내이가 개발되어 있다. 그러나 실제로 청신경 내에 포함되어 있는 많은 신경 섬유가 여러 가지 간극의 임펄스 열을 정보로 하여 귀에서 뇌로 전하고 있다. 개개의 정보가 뇌에서 종합되어 소리를 인식하고 있다. 인공내이부터의 정보는 청신경을 다발채로 자극한다. 즉, 청신경 내에 포함되어 있는 많은 신경섬유는 모두 같은 하나의 정보만을 전한다. 그 때문에 전해진 정보를 뜻이 있는 소리로서 이해하려면 대단한 훈련을 필요로 한다.

39. 제21감: 제6감보다 더욱 상위

감각의 종류를 5개로 분류하고 그 이외는 제6감이라고 말하지만 실제로 감각은 5개뿐일까? 감각은 크게 나누어 통증 등과 같이 의식할 수 있는 감각, 혈압 등과 의식할 수 없는 감각으로 분류한다.

의식할 수 있는 감각은 시각, 청각, 후각, 미각, 촉-압각, 온각, 냉각, 통각, 회전 가속도, 직선 가속도 및 관절의 위치와 운동의 11종류로 분류되고 있다.

이에 대해 의식할 수 없는 감각은 근의 길이, 근의 장력, 동맥혈압, 간정맥혈압, 폐의 팽만, 두부의 혈액온도, 동맥혈의 산소분압, 뇌척수액의 수소이온 농도, 혈장의 삼투압 및 포도당의 동정맥혈차의 10종류로 현재 분류되고 있다. 그러나 장래의 연구로 이 의식할 수 없는 감각의 수는 증가할 것이 예상된다.

의식할 수 없는 감각은 현재 하나의 감각으로 이해하기는 어려우므로 여기에서는 의식할 수 있는 감각만을 다루어 보자. 말초의 감각 수용기가 자극되면 그 신경세포는 흥분하며 임펄스를 발생한다. 발생한 임펄스는 축색 내로 전도되어 다음 신경세포에 전달되고 몇 개의 신경세포를 거쳐 중추신경계에 다다라 감각으로서 인식되게 된다.

즉, 어떤 감각 수용기에서 발생한 임펄스가 전해지면 최종적으로 흥분하게 되는 대뇌의 특별한 부위에서 어떤 감각인지 결정한다. 그렇다면 만일, 감각 수용기와 중추신경계 사이에서 그 경로가 흥분되면 실제로 자극은 없어도 그것을 감각으로서 느낄 수 있을까?

예를 들면 왼쪽 팔을 팔꿈치 부분에서 절단 당한 사람이 왼쪽 엄지손가락의 통증을 호소할 때가 있다. 전달되어 이제는 존재하지 않은 데가 아프다니. 이것은 절단면에 있는 통각 수용기에서 증추 신경계에 이르는 신경축색의 잘린 끝이 자극되기 때문이다. 즉, 대뇌피질의 통각을 느끼는 신경세포는 통각 수용체가 자극되었건, 혹은 절단 부위에서 신경이 자극되었는

지를 구별할 수 없기 때문이다[이를 환지증(幻肢症)이라고 한다].

40. 뇌사: 이제는 피해갈 수 없다

종래에 죽음을 판정할 때는 호흡 정지, 심장박동의 정지 그리고 동공산대를 확인하여 수행하였다. 이상의 세 가지는 뇌기능의 소실을 뜻하며 '죽음의 3징후'라고 부르며 현재에도 대부분의 죽음은 이것으로 판정되고 있다. 폐의 운동은 뇌에 의해 제어되므로 뇌의 기능을 상실하면 호흡운동은 정지한다.

이에 반해 일반적인 심장은 뇌의 지배를 받아 움직이고 있으나 뇌의 기능이 상실되어도 심장만은 자동적으로 박동을 계속하는 능력을 갖고 있다. 뇌기능이 상실되고 호흡이 정지되어도 인공호흡으로 산소를 공급하면 심장은 계속 움직인다. 그러나 인공적으로 영양을 공급해도 얼마 후에는 심장도 활동을 정지하여 고전적인 뜻의 죽음에 이른다. 이 상태에 이르면 각막이나 신장 등 몇 가지 특수한 장기를 제외하고는 이식하는 것은 불가능하다.

그러면 뇌사는 어떻게 판단하면 될까? 일본 후생성의 결론은 다음과 같이 제안하고 있다. ① 깊은 혼수상태 ② 호흡정지 ③ 동공이 산대하여 움직이지 않는다 ④ 뇌간반사(대광, 각막, 기침, 인두반사 등)의 소실 ⑤ 평탄한 뇌파 ⑥ 이상의 조건이 6시간 계속되는 상태. 이 밖에 판정의 대상으로 할 증례나 제외시킬 예도 고려하고는 있다.

이 기준은 다른 여러 나라의 기준과 비교해도 타당하다고 여겨지나 이 기준에 문제를 제기하는 보고도 있다. 이 기준에 의해 뇌사로 판정한 후 동공의 크기에 변화가 인정된 예, 뇌사 판정 후 인공호흡을 정지하고 25분 후에 다시 자발호흡이 시작된 예, 뇌사 판정 후에도 시상하부나 뇌하수체에서 호르몬이 분비되기 때문에 뇌가 그 기능을 완전히 정지하였다고 볼 수 없다는 보고, 또한 두피에서 기록하는 뇌파는 대뇌피질의 가장 외측 몇 밀리미터의 뇌전기 활동밖에 기록할 수 없다는 등 여러 가지 문제점이 보고되어 있다. 어쨌든 장기이식을 고려할 때, 뇌사 논의는 피할 수 없는 문제이다.

4장 뇌의 중요한 화학물질

뇌를 과학적으로 분석하면
최종적으로는
각종의
핵산, 단백질, 아미노산, 지질, 탄수화물, 무기물
등으로 나누어지나,
이러한 여러 분자가
뉴런의
미세 구조 속에서
어떻게 상호작용하여
뉴런으로서의 기능을 발현하는 것일까?

41. 글루코오스: 뇌의 에너지원

뇌의 에너지원의 대부분은 혈액에 의해 공급되는 산소와 글루코오스(포도당)에 의존한다. 따라서 수초 동안 뇌로의 혈류가 멈추면 의식을 소실한다. 예를 들면 유도에서 경부를 조이면 이 상태에 빠진다. 다시 수분간이나 완전히 혈류를 차단하면 뉴런의 기능은 파괴되고 원상으로 회복하지 않는다. 글루코오스(Glu)의 원료인 글리코겐(Gly)의 저장은 간장의 1/100, 근육의 1/10로서 뇌의 2~4μmol/g 정도이므로, 절박한 상태일지라도 견딜 수 없다.

뇌에 있어서 글루코오스의 중요성을 시사하는 흥미로운 실험이 있다. 동물의 간장을 절제하거나 인슐린(Insulin)을 투여하면 저혈당증이 유발되나, 이런 실험에는 혈당값이 저하하면 그 저하 정도에 따라 대뇌의 기능이 저하하면서 결국은 혼수상태에 빠진다.

이때 글루코오스액을 주사하면 즉시 정상상태로 회복한다. 공부하다가 피곤할 때 따끈한 커피나 홍차에 좀 많은 설탕을 넣어 마시면 머리의 피곤에 효과적이다. 커피나 홍차 중의 카페인이 대뇌를 적절하게 자극하고 설탕은 체내에서 글루코오스와 프룩토오스(Fru)로 분리되어 뇌의 에너지를 공급하기 때문이다.

뇌에 대한 글루코오스의 주요한 역할은 다른 장기와 마찬가지로 고에너지 인산화합물(열기관)을 생성하는데 있다. 뇌의 글루코오스의 약 90%는 엠덴 마이어호프(Embden-Meyerhof) 해당계에서 대사되고, 이어서 시트르산회로에서 탄산가스와 물로 분해되나, 이때 글루코오스 1분자에서 합계 38분자의 아데노신 3인산(ATP)을 생산한다.

아데노신 3인산(ATP)

인산을 차례로 1분자 절단하여 아데노신 2인산(ADP), 아데노신 1인산(AMP)이 되나 이때 고에너지를 발생한다
〈그림 4-1〉 ATP의 구조와 기능

글루코오스의 일부는 나중에 설명하는 것과 같이 뇌의 주요한 흥분성 전달물질인 글루탐산이나 아스파르트산을 생성하며, 지질 합성계에 중요한 환원형, NADPH(Nicotinamide Adenine Dinucleotid Phosphate)이나 뉴클레오티드(Nucleotides)가 새롭게 합성될 때에 필요한 5탄당 인산을 공급하는 작용도 한다.

42. 고에너지 인산 화합물: 생체 열기관

뇌 조직에 있어서도 다른 조직과 마찬가지로, 직접 주요한 에너지원은 ATP이다(그림 4-1). 앞 항에서 글루코오스 1분자는 ATP 38분자가 생성된다고 말하였다. 글루코오스를 대기 중에서 연소하면 2,870kJ/mol의 에너지가 발생하나, 조직 내의 ATP를 36.8kJ/mol로 하면 전체(38분자)로서 1,398kJ이 되며, 글루코오스를 직접 연소시켰을 때의 49%의 효율이다. 통상의 열기관의 에너지 효율은 약 10%라고 하는데 이것은 대단히 효율이

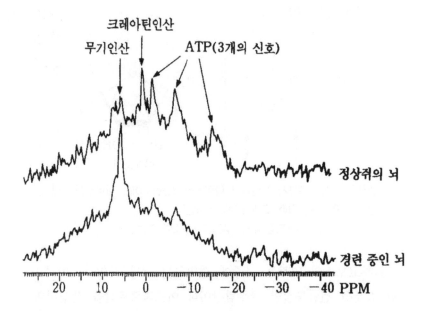

크레아틴인산

무기인산

ATP(3개의 신호)

정상쥐의 뇌

경련 중인 뇌

20   10   0   -10   -20   -30   -40 PPM

〈그림 4-2〉 핵자기공명법에 의한 쥐의 뇌 인산 화합물(ATP 등)의 생체관찰. 경련 중에는 크레아틴인산과 ATP가 격감하고 무기인산이 격증하고 있다

높은 열기관이라 할 수 있다.

뇌의 기능이 저하하면 혈류는 감속하고 산소의 이용이 감소된다. 예를 들면 마취약을 투여하거나 저체온에서는 ATP나 크레아틴인산은 증가하고 에너지 이용은 저하된다. 이에 반해, 경련 상태에서는 대뇌 혈류는 증가하고, 산소 섭취가 증대하고 글루코오스 대사도 항진한다. 그리고 ATP나 크레아틴인산이 현저하게 감소한다.

ATP가 감소하면 당연한 결과로서 ATP에서 1개씩 인산분자가 적어진 아데노신 2인산(ADP), 아데노신 1인산(AMP) 또는 무기인산이 증가한다.

그러나 이러한 ATP 값의 변동을 뇌에서 인식할 수 있는 것은 마취나 간질 발작 등의 극단적인 경우이며, 불안, 스트레스 정도로는 좀처럼 변화하지 않는다.

최근에 핵자기공명(NMR)법을 사용하여 ATP 등의 인(P^{31})의 신호를 살아있는 상태의 뇌에서 측정하는 방법이 개발되었다. 〈그림 4-2〉는 쥐의 뇌의 ATP, 크레아틴인산, 무기인산 등의 스펙트럼을 나타낸다. 경련을 일으키게 하면 크레아틴인산과 ATP가 격감하고 무기인산이 격증하는 것을 한눈으로 알 수 있다. 뇌허혈시에도 동일한 변화가 인정되므로, 가까운 장래에 뇌의 기능 상태를 알 수 있는 유력한 임상검사 방법이 될 것으로 기대되고 있다.

43. 뉴런의 특이 단백질: 뉴런의 기능을 담당하는 단백질

뉴런의 단백질은 다른 조직과 거의 같다. 뉴런과 주위의 글리아 세포를 비교하여 뉴런에만 존재한다는 물질을 찾아낸다는 것은 좀처럼 쉬운 일이 아니다. 그렇지만 신경세포의 특이한 표지가 될 수 있는 단백질은 몇 종류가 알려져 있다. 그것들은 신경전달물질을 합성하는 효소이다.

예를 들면 GABA(γ-Aminobutyric Acid)를 생성하는 글루탐산탈탄소 효소는 GABA함유 뉴런의 표지가 되며, 아세틸콜린(Ach)을 생성하는 콜린 아세틸기 전위효소는 콜린성 뉴런의 표지가 된다. 이와 같은 식별은 면역조직 화학적 방법으로 시행할 수 있다.

마찬가지로 카테콜아민(Catecholamine)이나 세로토닌을 함유하는 뉴런도 카테콜아민이나 세로토닌을 생성하는 효소를 식별함으로써 구분할 수 있다.

뉴런에 특이한 물질로서 좀 이상한 이름의 단백질이 있다. "14-3-2 단백질"이란 것으로, 신경조직의 단백질을 칼럼크로마토그래피로 분리할 때 이 단백질의 용출 패턴에 따라 이름지어진 것으로 모든 포유동물의 신경계에서 검출할 수 있다(그밖에도 여러 가지 특이한 이름의 단백질이 있으나 너무 자세히 알 필요는 없다). 이 단백질은 해당계의 효소 에놀라아제(Enolase)로서, 뇌의 특이적인 아이소자임(Isozyme)의 하나이다.

시냅스에만 존재하는 단백질도 두세 가지가 알려져 있다. 시냅틴(synATPene)은 시냅스 소포에 함유되는 당단백질이다. $D_1 \cdot D_2 \cdot D_3$라 부르는 단백질도 각각 분자량이나 형태가 다르나 모두 시냅스 막에 국재하며 그 기능은 불분명하지만 시냅스의 표지로서 이용되고 있다.

GP-350은 푸르키녜(Purkinje) 세포, 추체(Centrum) 세포 및 부수체(Satellite) 세포에 특이한 시알로당 단백질이다. P-400은 푸르키녜세포의 수상돌기가 편재하는 소뇌의 분자 층에만 존재하는 막결합성 단백질인데, 이 단백질의 기능도 현재로서는 아직 불분명하다.

뇌에는 2,000에서 4,000종류의 단백질이 있다고 하나, 현재 성질이 알려져 있는 것은 불과 1/10 정도이고 특히 뇌의 특이적인 단백질에 관한 미래의 연구가 뇌기능을 해명하는 데 중요하다.

44. 유리 아미노산: 신경전달물질과 그 원료

뇌 조직 중에는 단백질 수성성분 이외에 유리된 상태의 여러 종류의 아미노산이 함유되어 있다. 유리 아미노산의 조성은 동물의 종이 달라도 서로 대단히 유사하다. 또한 그 조성은 뇌 단백질의 아미노산 조성과 무관하며, 뇌척수액이나 혈류의 유리 아미노산 조성과도 무관하다.

아래 〈표 4-1〉은 사람의 뇌와 뇌척수액 및 혈중의 유리 아미노산 함유량을 나타낸 것인데, 뇌 속에는 글루탐산, 글루타민, 아스파르트산, N-아세틸 아스파르트산 및 γ-아미노부티르산 등이 대단히 높은 값으로 존재하며, 이들 5개의 아미노산의 총계는 전 유리 아미노산 총계의 2/3 이상에 이른다. 이들은 원숭이, 고양이, 쥐 등의 다른 동물에서도 공통된 것인데, 이러한 양적 문제와 관계없이 뇌의 유리 아미노산은 뇌의 기능과 관계된다고 여겨지는 것이 많다.

뇌 속에 다량으로 존재하는 글루탐산은 뇌의 중요한 흥분성 신경전달물질이나, 신경전달물질로서 작용하는 것은 뉴런의 종말에 존재하는 극히 일부의 글루탐산 분자이고 대부분은 다른 목적에 사용되고 있다.

예를 들면 뉴런의 흥분에 수반하여 발생하는 암모니아의 해독 작용, 즉 신경교세포의 글루타민 합성 효소에 의해 글루탐산에서 글루타민을 합성하는 것은 글루탐산의 중요한 역할이다. 또한 글루탐산은 당대사와도 밀접한 관계가 있으며, 뇌가 저혈당으로 되면 에너지원으로 이용된다.

특히 글루탐산은 γ-아미노부티르산을 매개로 하여 숙신산(Succinic Acid)이 되어, 에너지 생성계인 시트르산회로에 유입한다. 이 경로는 시트르산회로 중의 α-키토글루타르산(α-Ketoglutaric Acid)과 숙신산간에 걸친 측경로에서 뇌조직에만 존재하는 것을

〈표 4-1〉 사람의 뇌, 뇌척수액 및 혈장 중의 유리 아미노산

아미노산	뇌	뇌척수액	혈장
	μmol/100g 또는 100㎖		
글루탐산	600	0.8	2
글루타민	580	50	6
N-아세틸 아스파르트산	490		0
아스파르트산	96	0.02	0.2
타우린	93	0.6	6
γ-아미노부티르산	42		0
글리신	40	0.7	22
알라닌	25	2.6	35
세린	44	2.5	11
트레오닌	27	2.5	14
발린	13	1.6	23
류신	7	1.1	12
이소류신	3	0.4	6
리진	12	2.1	19
아르기닌	10	1.8	8
오르니틴	3	0.6	5
페닐알라닌	5	0.8	5
티로신	6	0.8	5
히스티딘	9	1.3	9
트립토판	5	1.0	5
프롤린	10		18
메티오닌	3	0.3	2

"γ-아미노부티르산 측로"라고 부른다.

뇌의 유리 아미노산은 양적으로는 미량이지만 뇌의 기능과 깊이 관계하는 것이 많다. 즉, 트립토판, 티로신 및 히스티딘은 각각 세로토닌, 도파민, 히스타민과 같이 중요한 아민성 신경전달물질의 선구물질(원료)이다.

이러한 뇌의 유리 아미노산은 뉴런, 또는 글리아세포 내에서의 각 부위의 기능에 따른 특정한 역할을 하고 있다. 다른 한

편, N-아세틸 아르기닌같이 뇌에만 특이적으로 존재함에도 불구하고 그의 존재 의의가 불분명한 것도 있다.

45. 생리활성 아민: 가장 잘 알려진 신경전달물질

암모니아(NH_3)의 수소원자를 알킬기(R)로 치환한 것이 아민인데, 알킬기의 치환횟수에 따라 1차, 2차, 3차 아민이라고 부르며, 다시 치환이 되면 4차 암모늄 화합물이 된다.

생리활성 아민은 생리활성을 갖는 다양한 아민의 총칭이며, 수많은 신경전달물질 중에서 가장 그 작용 양식이 잘 해명되어 있다. 카테콜아민의 도파민·노르아드레날린(노르에피네프린)·아드레날린(에피네프린)과 인돌아민의 세로토닌(5-히드록시트립타민) 외에 세로토닌의 대사산물인 멜라토닌이나 이미다졸아민의 히스타민 등이 존재한다.

이것들은 모두가 1차 아민(H_2N-R)인데, 아세틸콜린은 4차 암모늄염(R_4—N^+—X, X: 할로겐 등)이다. 이들 생리활성 아민은 일반적으로 수화반응 등도 관여하나, 직접적으로는 그 전구체의 아미노산보다 아미노산 탈탄소 효소에 의해 탄산기(—COOH)를 잃고 생성된다(그림 4-3).

생리활성 아민(1차 아민)의 아미노기(H_2N—)는 생리활성에서 필수이다. 예를 들면 아민 산화 효소에 의해 산화적 탈아미노와 결합하여 알데히드(—CHO)로 되면 생리작용을 상실한다.

이러한 생리활성 아민은 모두가 뉴런 내에서 합성되고 뉴런 종말부의 시냅스 소포 내에 축적되어 있어서 임펄스를 받으면, 그 시냅스 소포보다 시냅스 간극에 방출되어 시냅스 뉴런에의 정보를 전달하는 신경전달물질로 작용한다. 이들의 생리활성

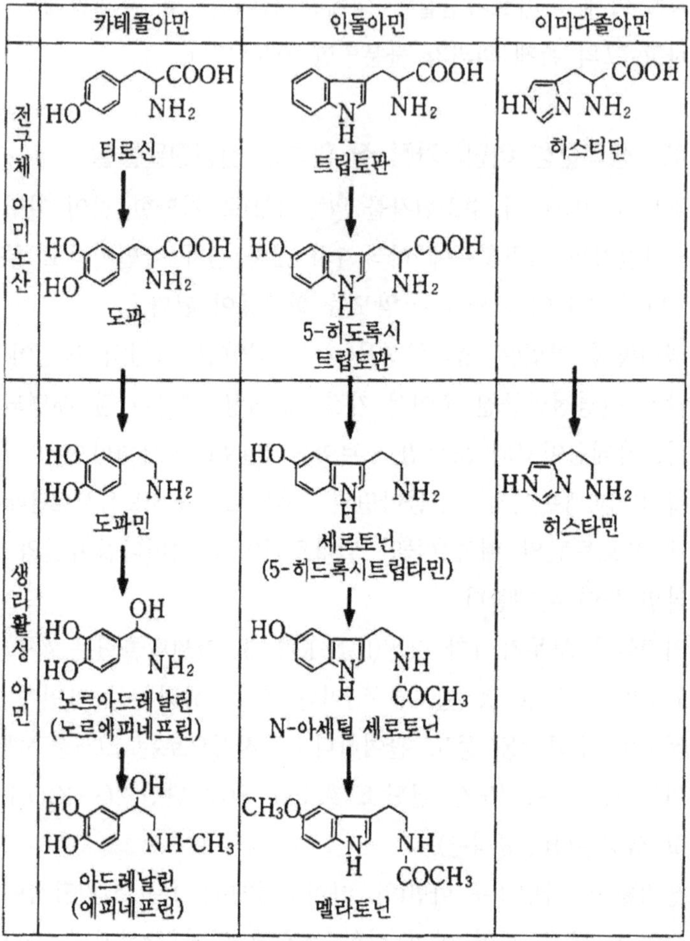

카테콜아민	인돌아민	이미다졸아민
전구체 아미노산		
티로신	트립토판	히스티딘
도파	5-히도록시 트립토판	
생리활성 아민		
도파민	세로토닌 (5-히드록시트립타민)	히스타민
노르아드레날린 (노르애피네프린)	N-아세틸 세로토닌	
아드레날린 (에피네프린)	멜라토닌	

〈그림 4-3〉 생리활성 아민의 생합성

아민은 동물의 정보, 수면, 성 충동, 식욕 등 광범위한 생리작용을 가진다는 것이 알려져 있다(52~56항 참조).

아세틸콜린은 가장 일찍부터 알려진 중요한 신경전달물질인데, 생화학적으로도 카테콜아민이나 세로토닌과는 다르며, 동물의 뇌 중에서는 콜린의 아세틸기 전위 효소에 의해 아세틸화로 생성된다. 아세틸콜린의 작용양식, 특히 리셉터의 분자구조 등은 다른 신경전달물질에 비해 가장 상세하게 해명되어 있는 반면, 뇌에 있어서의 생리적 역할은 아직 미지의 부분이 많다(52항 참조).

46. 지질: 미엘린이나 세포막의 주요 성분

뇌는 지질 함유량이 대단히 많고 조직의 수분(회백질에서는 약 80%, 백질에서는 약 70%)을 제외한 고형 성분(건조 중량)의 약 50%에 이르나, 다른 장기에서는 6~20%에 불과하다. 뇌의 콜레스테롤은 모두 유리 상태이며, 에스테르형의 것은 전혀 존재하지 않는 것이 특징이다. 콜레스테롤 이외에 뇌에는 대단히 구조가 복잡한 글리세리드나 스핑고리피드 등이 함유되어 있다(그림 4-4).

뇌 지질의 역할로서 가장 잘 알려진 것은 대부분의 지질이 미엘린(Myelin)이나 세포막 등의 주요 구성 성분이며, 대단히 느리게 대사 회전을 이루고 있다는 사실이다.

이에 반해 이노시톨 인산의 대사는 대단히 빠르며, 세포 내 정보전달계에서 중요한 역할(IP 레스폰스)을 하고 있다는 것이 밝혀졌고 뇌의 여러 가지 기능과 관련하여 최근에 활발한 연구가 진행되고 있다(50항 참조). 또, 강글리오시드(Ganglioside)는 독거미나 콜레라균, 파상풍균, 보툴리누스 등의 독소와 특이적으로 결합하는 것이 알려져, 이러한 연구를 통해 신경정보전달계에 있어서의 역할을 해명하려고 시도되고 있다.

기본구조	R_1	R_2	X	화합물
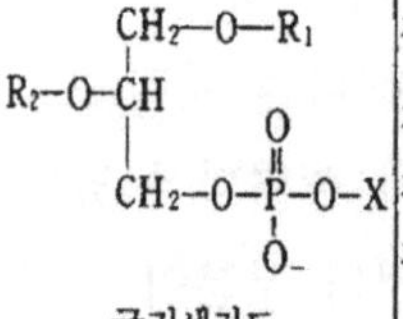 CH_2-O-R_1 R_2-O-CH $CH_2-O-P-O-X$ 글리세리드	지방산	지방산	$CH_2CH_2N^+H_3$	포스파티딜 에타놀아민
	지방산	지방산	$CH_2CH(N^+H_3)-COOH$	포스파티딜세린
	지방산	지방산	$CH_2CH_2N^+(CH_3)_3$	포스파티딜콜린
	지방산	지방산	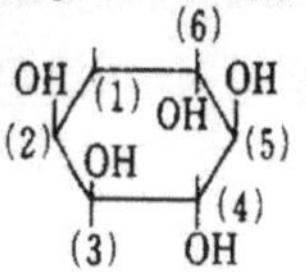	포스파티딜이노시톨 (디, 트리 포스파딜이 노시타이드는 인산이 4, 5 위치에 있다)
	H	OPO_3H	H	카르디오리핀(디포스 파티딜글리세롤)

기본구조	첨가물	화합물
$CH_3(CH_2)_{12}CH=$ $CH(OH)CH(NH_2)CH_2OH$ 스팡고리피드	지방산 지방산·포스파티딜콜린 갈락토오스 갈락토오스·지방산 갈락토오스·지방산·젖산 글루코오스·갈락토오스·지방산 N-아세틸 뉴라민산 N-아세틸 갈락토사민	세라마이드 스핑고미엘린 사이코신 세레브로시드 설파타이드 강글리옥사이드

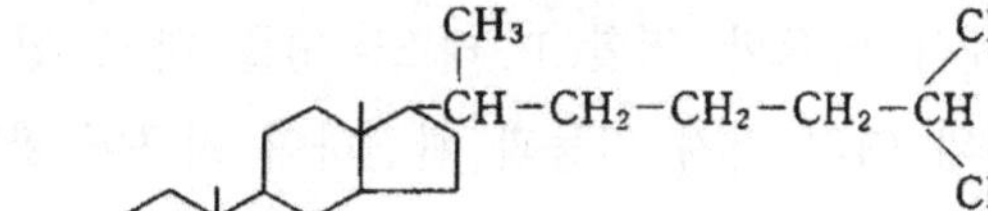

$$HO_2C-\overset{O}{\underset{\|}{C}}-CH_2-CHOH-\overset{H}{\underset{|}{C}}-(CHOH)_3-CH_2OH$$
$$NH-\overset{}{\underset{\|}{C}}-CH_3$$
$$O$$

N-아세틸 뉴라민산(시아인산)

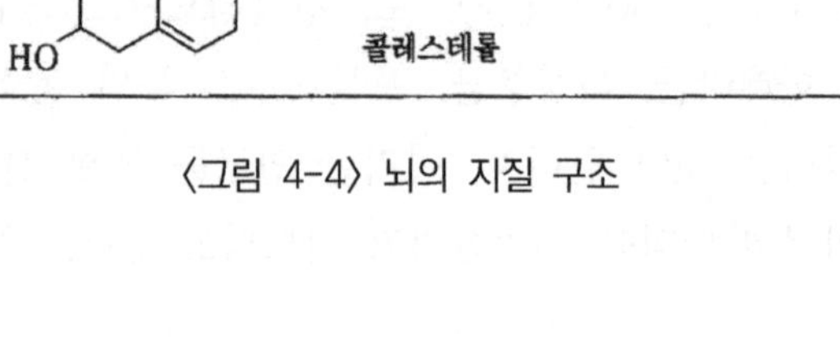

콜레스테롤

〈그림 4-4〉 뇌의 지질 구조

복합지질의 뇌에서의 기능은 아직 충분하게 밝혀져 있지 않으나, 어떤 종의 유전성 정신질환 환자의 대뇌에 이상적으로 축적된다는 사실이 알려져 있다. 예를 들면 Tay-Sacks질환의 환자 뇌에는 강글리오시드가, Gaucher환자 뇌에는 스핑고미엘린이 축적한다. 또한 Niemann병은 스핑고미엘린과 강글리오시드가 함께 축적한다.

이러한 질환의 환자들은 모두가 대뇌, 즉 지능의 발달장애를 주증상으로 한다. 한편, 미엘린의 형성 부전, 즉 여러 가지 탈수질환의 경우에는 뇌 속의 세레브로시드(Cerebroside)나 스핑고미엘린 함유가 감소하고 정상에서는 볼 수 없는 콜레스테롤의 에스테르화가 생긴다.

47. 과산화 지질: 세포 피로의 지표

노화 색소인 리포푸신(Lipofuscin)은 일찍이 1842년 한노버 (A. Hannover)에 의해 노령자의 뇌 뉴런에서 발견된 물질인데, 생화학적으로 과산화 지질을 모체로 생성되는 사실이 알려져 있다.

1956년 당시 캘리포니아대학 버클리교에 있던 하먼(Herman)은 노화 원인의 하나는 세포성분에 대한 프리라디칼(Free Radical)의 장애 작용이란 가설을 제창하였다. 프리라디칼(Free Radical)이란 전자가 쌍을 이루지 않고 있는 대단히 불안정한 분자나 원자를 말한다.

생체는 산화에너지를 이용하고 살고 있는데, 생체 내에서는 산화 과정에서 발생한 프리라디칼뿐만 아니라 외부로부터 자외선, 방사선 혹은 여러 가지 식품(장시간 공기 중에 노출된 땅콩,

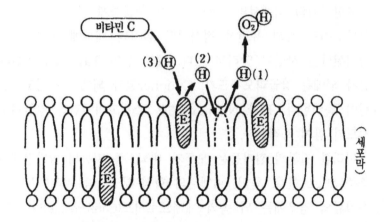

〈그림 4-5〉 세포막에서의 지질과 산화 방어 기구
(1) 활성산소에 의한 세포막 지질로부터의 수소 제거
(2) 비타민 E에 의한 과산화 지질의 환원
(3) 비타민 C에 의한 산화형 비타민 E의 환원

감자튀김, 건어물 등 지질이 변성한 것에 특히 많다)에서 유래하는 프리라디칼도 존재한다.

그러나 이러한 프리라디칼은 정상 생체 내에서는 방어체제 〔슈퍼 옥사이드디스무타제, 세룰로플라스민(Ceruloplasmin), 카탈라제, 글루타티온페르옥시다아제 등의 효소나 단백질 혹은 아스코르브산(Vit C), 글루타티온(Glutathione), α-토코페롤 등의 저분자 화합물〕에 의해 거의 완전하게 제거된다(〈그림 4-5〉는 세포막의 비타민 E 및 비타민 C에 의한 과산화 방어기구를 나타낸다). 그러나 과식, 염증 등의 질환을 포함하여 과잉의 산화 변화가 생체 내에 지속할 경우나, 자외선이나 방사선을 많이 쬐면 프리라디칼이 이상적으로 과잉 발생한다. 이 경우, 방어기구를 통과하여 세포 성분을 공격하며, 오랜 기간의 과정을 거쳐 과산화 지질이 축적되어 세포 장애가 초래된다는 것이 예상된다.

뇌는 프리라디칼의 공격을 받기 쉽고 불포화 지질을 풍부하게 함유하고 있다. 노화 과정에서 급성적으로 뇌에 외상, 허혈, 출혈 등이 생기면 장애 받은 전자 전달계나 출혈한 적혈구의 헤모글로빈 등을 매개로 하여 활성산소가 폭발적으로 발생하고 세포막 지질이 과산화를 일으켜 세포 기능은 저하한다. 그 결과로서 혈액 순환의 저하, 부종, 에너지생산의 저하, 신경전달의 이상, 신경세포의 괴사 등이 생긴다.

48. 신경전달물질 뉴런간의 정보를 운반하는 화학물질

하나의 뉴런에서 다음 뉴런의 결합부, 즉 시냅스를 매개로 하는 정보전달의 대부분은 각종 화학물질, 신경전달물질이 메신저 보이가 되어 이루어진다는 것은 이미 설명하였다(20항 참조).

신경전달물질에는 모노아민계의 도파민, 노르아드레날린, 세로토닌, 히스타민, 콜린계의 아세틸콜린, 아미노산계의 GABA, 글루탐산, 아스파르트산, 글리신, 타우린, 또한 펩티드인, 메티오닌엔케팔린(Methionine Enkephalin), 류신 엔케팔린, P물질, 뉴로텐신(Neurotensin), β-엔돌핀, 소마토스타틴, 갑상선자극방출 호르몬(Thyrotropin Releasing Hormone) 등 다수가 알려져 있다.

이들 신경전달물질은 신경임펄스가 뉴런의 축색 종말에 도달하면 종말부의 시냅스 소포로부터 대량이 시냅스 내로 유입된다. 방출된 이들 전달물질 분자는 시냅스 간극을 신속하게 횡단하여 후시냅스 막의 특이한 리셉터와 결합한다(49~50항 참조).

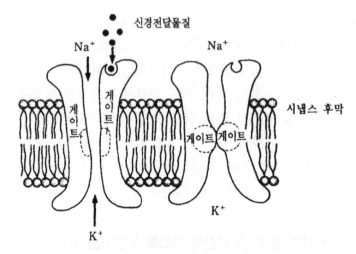

〈그림4-6〉 신경전달물질 수용에 의한 이온 채널의 변화. 예를
들면, 아세틸콜린이 시냅스 전막의 시냅스 소포에서
방출되어 시냅스 후막상의 리셉터와 결합하면 게이트
가 열려 나트륨이 유입하고 칼륨이 유출하게 된다

전달물질이 리셉터와 결합하면 리셉터 단백질의 3차 구조가
변화하여 다음 현상 중의 하나가 시작한다.

(1) 이온채널의 변화: 이온채널이 열리고 세포막의 내측과 외측의
여러 이온이 각각 농도 기울기에 따라 흐른다(그림 4-6). 그 결
과, 뉴런의 발화율(활동)에 미치는 흥분작용 또는 억제작용이 생
긴다.

(2) 아데닐사이클라제의 활성화: 아데닐사이클라제(Adenylcyclase)를
활성화하면 제2메신저인 cAMP(Cyclic AMP)를 생성하고 이것
들에 의해 단백질의 인산화가 일어난다. 구아닐사이클라제가 활
성화되면 cGMP가 생성된다(49항 참조).

(3) 이노시톨 인산계의 활성화: 포스포리파아제C(Phospholipase C)

를 활성화하여 포스파티딜이노시톨-4, 5-2(PIP_2)을 분해하여, 1, 2-디아틸글리세롤(DG) 및 이노시톨 1, 4, 5-3인산(IP_3)을 매개로 하여 효과를 발휘한다(50항 참조).

49. 고리모양 뉴클레오티드: 세포 내 정보의 증폭기

아데노신 3′,5′,—cAMP는 널리 자연계에 존재하는 물질이나, 서덜랜드(Sutherland. E. W. 1971년 노벨상 수상) 등에 의해 신경전달계에 중요한 역할을 한다는 사실이 발견되었다.

즉, 노르아드레날린 등의 뉴런에서의 직접작용은 cAMP를 합성하는 효소를 활성화하고 생성된 cAMP는 세포 내의 다른 효소를 조절한다는 것이다. cAMP는 이러한 중계적 역할을 하는 데 대해 "제2메신저"라는 호칭이 있다.

좀 더 상세히 설명하여 보자. 우선, 노르아드레날린, 도파민, 세로토닌, 히스타민 등이 후 시냅스, 즉 표적 세포막의 리셉터 단백질과 결합하면, G단백질(51항 참조)의 조정 작용에 의해 효소 아데닐사이클라제가 자동적으로 작용하고, 그 효소가 활성화되어 ATP가 cAMP로 변화한다(그림 4-7).

그것도 몇 천 분자가 되는 대량의 cAMP가 생성된다. 다시 말해서 전달물질-리셉터-상호작용에 의해 생긴 대단히 약한 신호가 세포 내에 수천 배로 증폭되어 전해지게 된다. 이어서 cAMP는 그 세포의 화학기구에 작용하여 전달물질의 특성에 대응하는 생리적 반응을 개시한다.

노르아드레날린 등이 cAMP를 생성하면 cAMP는 세포 내의 프로테인키나제를 활성화하여 특정한 단백질에 인산기가 도입되는 것을 매개한다. 그 결과, 막에는 구성단백질의 구조가 변

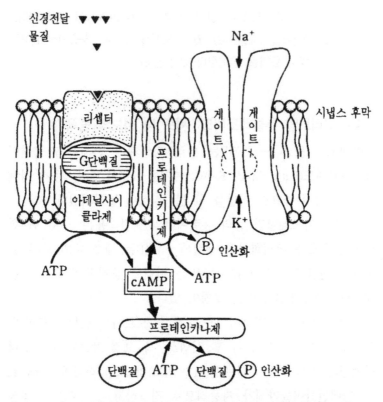

〈그림 4-7〉 신경전달물질 수용에 의한 아데닐사이클라제의 활성화. 예
를 들면 노르아드레날린이 시냅스 전막의 시냅스 소포에서
방출되어 시냅스 후막상의 리셉터와 결합하면 G단백질의
조절작용에 의해 아데닐사이클라제는 작용한다. 그 작용에
의해 ATP에서 cAMP가 생성된다. cAMP는 프로테인키나
제를 활성화하여 세포막 상과 세포 내의 단백질을 인산화
한다

화하여 이온의 막 투과성이 변하고 뉴런의 흥분 수준이 변화하
는 등 세포의 기능에 따른 효과가 발현한다.
  2메신저계는 비교적 완만하게 작동하므로 막전위는 느리게 변한다. 아마도 핵단백질의 인산화가 관여하는 장기 기억의 형성과 같아 뇌 속에서도 장기간 지속하는 작용을 중개할 수도 있다. 또한, cAMP 이외에 사이클릭구아노신-3′,5′-cAMP도 아세틸콜린 등의 효과를 제2메신저로 중개하는 것이 알려져 있다.

50. 이노시톨 인지질: 포스포리파아제 C 활성화에서 시작되는 세포 내 정보전달계

신경전달물질이 후 시냅스 막의 특이한 리셉터와 결합하면 리셉터의 구조가 변화하여 이온채널의 게이트가 열리거나, 아데닐사이클라제가 활성화하는 것 외에 이노시톨 인산계가 활성화한다(48항 참조).

뇌에 있어서 아세틸콜린, 노르아드레날린, 히스타민, 브라디키닌(Brodykining), P물질, 바소프레신, TRH, 안지오텐신 등의 신경전달물질에 대응하여 이 계의 활성화가 생긴다.

우선, 세포막의 리셉터에 전달물질이 결합하면 포스포리파아제 C에 의해 포스파티딜이노시톨-4, 5-2인산(PIP_2)의 가수분해가 일어나고, 이노시톨 3인산(IP_3)과 디아틸글리세롤(DG)이 생성된다(그림 4-8). 이 두 물질은 어느 것이나 제2메신저가 된다. 또한 이 반응은 아데닐사이클라제계와 마찬가지로 GTP 결합단백질(G단백질)에 의해 조절된다.

우선, IP_3은 세포 내의 Ca^{2+} 풀에서 Ca^{2+}를 유리시켜 이 Ca^{2+}는 Ca-카르보닐 의존성 키나제를 활성화하여 단백질을 인산화하므로 그 역할을 다한다.

한편, DG는 세포막에 존재하는 프로테인키나제 C(PK-C)를 활성화하여 단백질의 인산화를 이룸으로써 그 효과를 발휘하는

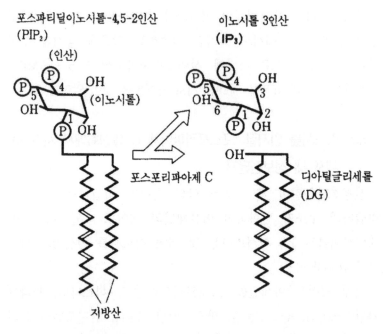

포스파티딜이노시톨-4,5-2인산
(PIP₂)

(인산)

이노시톨 3인산
(IP₃)

포스포리파아제 C

디아틸글리세롤
(DG)

지방산

〈그림4-8〉 포스포리파아제 C에 의한 PIP₂에서 IP₃와 DG의 생성: 이
노시톨 인지질에 의한 제2메신저 기구의 중심 반응이다. 이
반응은 아데닐사이클라제계와 마찬가지로 G단백질에 의해
조절되며, Ca^{2+}에 의해 활성화된다

데, 그때 DG 자체는 DG키나제(DGK)에 의해 포스파티드산(PA)
으로 되나 PA도 다음의 작용을 한다. 즉, PA는 Ca^{2+}채널에 작
용하여 그 게이트를 개방시켜 세포 밖에서 Ca^{2+}가 유입되게 한
다. 이 때 유입한 Ca^{2+}는 포스포리파아제 A₂(PLA₂)를 활성화시
켜 막성분의 포스파티딜콜린(PC)이나 포스파티딜메탄올아민(PE)
에서 그 구성 성분인 알라키톤산(AA)을 유리시킨다. 유리된 AA
는 프로스타글란딘(PG)이나 류코트라이인(LT)으로 되어 각각의
생리 작용을 발휘한다(그림 4-9).

또한, DG는 시냅스 소포에서 신경전달물질이 개방된 입구에서 방출될 때, 소포와 시냅스 종말 막의 융합을 촉진시키는 작용도 있다는 것이 알려져 있다. DG는 PA로 대사된 후, 시티딘디포스페이트(Cytidinediphosphate), 디아틸글리세롤을 매개로 하여 인산화를 추진하고 다시 TPI를 생성한다.

51. G단백질: 리셉터와 효과 기간의 조절계

신경전달물질이 리셉터에 결합하면 뉴로막의 안쪽, 즉 세포질 측에 존재하는 효과 기계의 활성변화가 일어난다. 이러한 변화는 이온채널의 변화 외에 아데닐사이클라제의 활성화나, 이노시톨 인산계의 활성화인 것은 앞에서도 설명하였다(49~50항 참조).

그와 같은 제2메신저에 의한 시그널전달계에서 리셉터와 아데닐사이클라제나 포스포리파아제C 등의 막에 결합하여 있는 효소 사이에는 전달기(Transducer)라고 하여, 제어 단백질=G단백질이 개재하는 경우가 있다.

이런 종류의 정보전달에 관여하는 G단백질은 리셉터 자극에 의해 결합하고 있는 구아노신 2인산(GDP)을 세포질 내의 구아노신 3인산(GTP)과 교환함으로써 활성화되어 효과계에 작용한다.

G단백질은 분자량의 크기순으로 $\alpha \cdot \beta \cdot \gamma$의 서브유닛(Subunit)로 이루어진 3합체이며, G단백질이 효과계와 작용할 때는 α와 $\beta \cdot \gamma$로 해리하나, GDP·GTP 결합 부위는 α서브유닛에 존재한다.

G단백질은 기능적으로는 아데닐사이클라제 활성에 대해 조직적으로 작용하는 G_S(S=Stimulation)와 제어적으로 작용하는 G_I(I=Inhibition), 신경조직에 다량으로 존재하는 백일해 독소 물

120

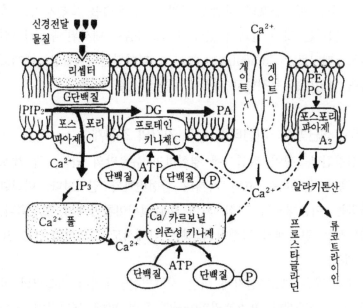

〈그림 4-9〉 이노시톨 인지질 대사와 그 작용

① 리셉터에 신경전달물질이 결합하면 포스포리파아제 C에 의해
포스파티딜이노시톨-4,5-2인산(PIP$_2$)의 가수분해가 생겨 이노
시톨 3인산(IP$_3$)과 디아틸글리세롤(DG)이 생성한다.

② IP$_3$은 세포 내의 Ca^{2+}풀에서 Ca^{2+}를 유리시키고 Ca^{2+}는 Ca카
르보닐 의존성 키나제를 활성화시킨다.

③ DG는 세포막 상에서 프로테인카나제를 활성화시켜 DG 자체
는 포스파티드산(PA)으로 된다.

④ PA는 Ca^{2+}채널에 작용하여 게이트를 개방시킨다. 이때 유입한
Ca^{2+}는 포스포리파아제를 활성화시켜, 세포막 성분의 포스파티
딜콜린(PC)이나 포스파티딜 에탄놀아민(PE)에서 알라키톤을 유
리시키고 이어서 프로스타글란딘이나 류코트라이인으로서 효과
를 발휘한다

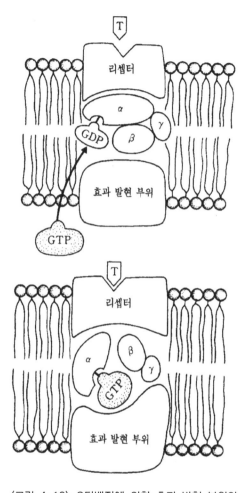

〈그림 4-10〉 G단백질에 의한 효과 발현 부위의
활성화

G단백질은 $\alpha \cdot \beta \cdot \gamma$의 서브유닛으로 이루어진다. 리
셉터에 전달물질(T)이 결합하면 리셉터의 단백질에
입체 변화가 생겨 GTP의 α로의 결합을 쉽게 한
다. α에 GTP가 결합하면 α는 $\beta \cdot \gamma$와 해리되고
α가 활성화 되면 T의 정보가 효과 발현 부위(아데
닐사이클라제나 포스포리파아제 C)로 전달된다

질로 동정된 G_O(O=Opsin), 망막의 광자극에 대한 리셉터인 로돕신(Rhodopsin)과 cGMP 포스포에스테라제(Phosphoesterase)를 연결하는 G_T(T=Transduction) 등이 알려져 있다.

백일해 독소나 콜레라 독소 등의 세균 독소는 G단백질의 α 서브 유닛의 GTP 결합 부위에 ADP-리포스기를 전위시키는 반응을 촉매한다는 것이 알려져 있다. G단백질은 그런 상태가 되면 리셉터-G단백질-효과 기간에 기계적 해리가 생겨, 그 기능을 수행할 수 없게 된다.

52. 아세틸콜린

아세틸콜린은 신경전달물질로서 최초로 분리되어 구조나 기능이 해명된 물질이며, 특히 포유동물의 신경, 근접합부에서의 신경전달 양식이 상세히 해명되어 있다.

아세틸콜린은 뉴런 내의 주요물질이며 그 종말부에서 콜린아세틸기 전위 효소에 의해 콜린의 아세틸화로 생성된다(그림 4-11). 합성된 아세틸콜린은 신경 종말부의 시냅스 소포에 축적된다.

아세틸콜린이 시냅스에서의 작용은 처음으로 개구리의 신경, 근접합부에서 밝혀졌다. 신경임펄스가 축색을 통해 종말부에 다다르면 아세틸콜린을 함유하고 있는 시냅스 소포는 시냅스 전막 가까이에 집합한다. 다음에 막과 융합하여 아세틸콜린 분자를 시냅스 간극의 열린 입구로 방출하여 신속하게 시냅스 간극을 횡단한 후 시냅스 후막 내에 묻혀 있는 아세틸콜린 리셉터와 결합한다.

이 리셉터는 아세틸콜린과의 결합으로 개폐하는 일종의 채널

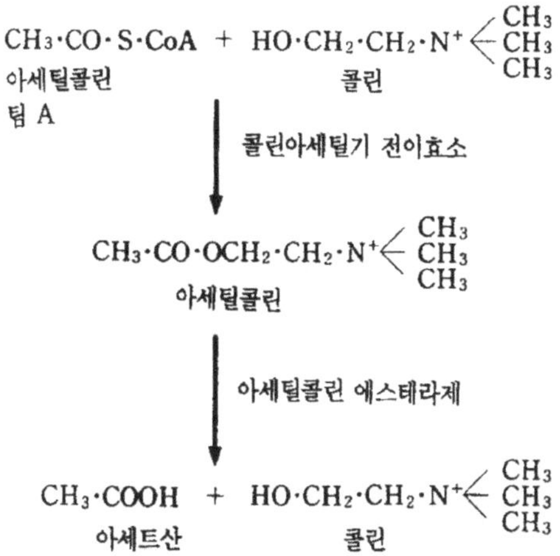

$$CH_3 \cdot CO \cdot S \cdot CoA \ + \ HO \cdot CH_2 \cdot CH_2 \cdot N^+ \Big\langle \begin{matrix} CH_3 \\ CH_3 \\ CH_3 \end{matrix}$$

아세틸콜린   콜린
팀 A

↓ 콜린아세틸기 전이효소

$$CH_3 \cdot CO \cdot OCH_2 \cdot CH_2 \cdot N^+ \Big\langle \begin{matrix} CH_3 \\ CH_3 \\ CH_3 \end{matrix}$$

아세틸콜린

↓ 아세틸콜린 에스테라제

$$CH_3 \cdot COOH \ + \ HO \cdot CH_2 \cdot CH_2 \cdot N^+ \Big\langle \begin{matrix} CH_3 \\ CH_3 \\ CH_3 \end{matrix}$$

아세트산   콜린

〈그림 4-11〉 아세틸콜린의 합성과 분해

단백질이며 1개의 리셉터에 2분자의 아세틸콜린이 결합하면 채널단백질은 개방된 입구 형태의 에너지 상태가 저하하여 채널이 개방된 입구 상태에 이르며, 그 사이에 약 2만 분자의 Na가 유입하고 그것과 거의 같은 수의 K이 유출한다(〈그림 4-6〉 참조). 이 이온 유출입의 결과, 막 양면의 전위차는 0으로 접근한다. 채널이 열려 있는 것은 약 1mns간이며 다시 원상태로 복귀한다. 그때, 아세틸콜린 분자는 급속히 리셉터에서 해리되어, 분해 효소인 아세틸콜린에서테라제에 의해 아세트산과 콜린으로 분해되어 활성을 상실한다.

아세틸콜린 작동성 뉴런은 척수의 연초세포에 시냅스를 형성하고 있는 반회측지(反回側枝)와 수강핵(手綱核)에서 나와 중추의 각간핵(脚間核)에 이르는 뉴런과 선조체의 개재 뉴런 등 많은 것이 알려져 있다. 아세틸콜린의 작용은 신경, 근 접합부에서는 항시 흥분성이지만 뇌에서는 어떤 시냅스에는 흥분성으로 다른 시냅스에는 억제성으로 작용한다.

53. 도파민

뇌 속의 카테콜아민인 도파민이나 노르아드레날린이 신경전달물질로서 작용한다는 것은 앞에서 설명하였다(45항 참조). 이들 아민은 뉴런 내에서 아미노산인 티로신에서 중간물질 도파를 거쳐 도파민, 이어서 노르아드레날린의 순으로 생합성한다(그림 4-12). 이들 분자는 형성되면 아세틸콜린과 마찬가지로 시냅스 소포 내에 저장된다.

카테콜아민 함유 뉴런의 1개의 신경종말에는 수천 개의 시냅스 소포가 존재하며, 각각이 수만 분자의 전달물질을 함유하고 있으나, 임펄스가 도달하면 소포에서 시냅스 간극으로 방출되어 후시냅스막 내의 리셉터와 결합한다. 도파민의 리셉터는 크게 나누어 제2메신저인 아데닐사이클라제와 공액하는 D_1형과 그런 공액을 하지 않거나 또는 활성의 억제와 관련되는 D_2형의 2형이 있다.

도파민은 또한 노르아드레날린도 같지만 리셉터와 결합하여 효과를 발현한 다음에는 카테콜-O-메틸트란스퍼라제(COMT)에 의해 O-메틸화된다. 또는 시냅스 전막에 재도입되어 다시 이용하거나, 시냅스 후부 또는 다른 조직 내에 도입되어 모노아민 산화 효소(MAO)에 의해 산화적인 탈아미노화된다.

도파민은 COMT와 MAO의 작용을 받으면 호모비닐산(HVA)이 생성되므로 뇌척수액이나 혈액 또는 오줌 중의 HVA를 측정하면 뇌에서 도파민계의 기능 상태를 어느 정도 추정할 수 있다.

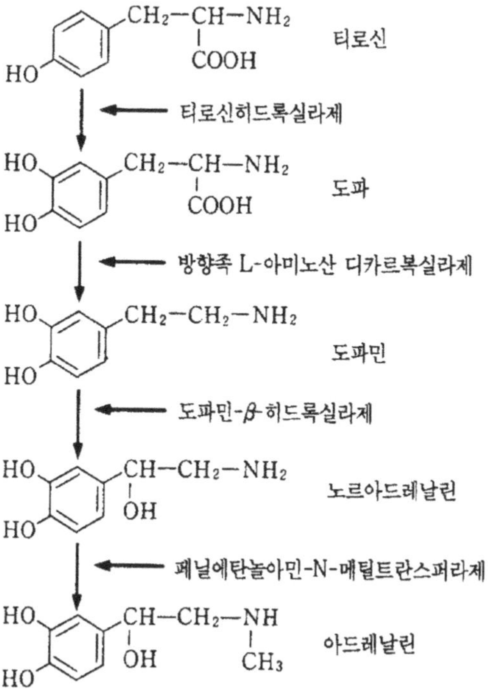

$$HO-\text{benzene}-CH_2-CH-NH_2, \ COOH \quad 티로신$$

↖ 티로신히드록실라제

$$HO, HO-\text{benzene}-CH_2-CH-NH_2, \ COOH \quad 도파$$

↖ 방향족 L-아미노산 디카르복실라제

$$HO, HO-\text{benzene}-CH_2-CH_2-NH_2 \quad 도파민$$

↖ 도파민-β-히드록실라제

$$HO, HO-\text{benzene}-CH-CH_2-NH_2, \ OH \quad 노르아드레날린$$

↖ 페닐에탄올아민-N-메틸트란스퍼라제

$$HO, HO-\text{benzene}-CH-CH_2-NH, \ OH \quad CH_3 \quad 아드레날린$$

〈그림 4-12〉 티로신에서 뇌 속 효소에 의한 카테콜
아민의 생성 경로

　도파민 함유 뉴런의 세포체는 중추의 2개 부분, 즉 흑질과 피개의 군재하며 이들 세포체는 널리 분지하여 섬유를 선조체로 보내고 있으나, 그 곳은 운동계를 조절하는 주요한 부위여서 그 부위의 도파민이 결손하면 파킨슨병의 강직과 떨림의 증상이 생긴다. 또한 전뇌변연계에도 도파민 섬유가 도달되어 있으나, 그 부위는 정동(情動)과 관계되어 그 과잉 활동과 분열병에 관계있다고 한다.

54. 노르아드레날린

신경전달 물질로서의 노르아드레날린은 뉴런의 종말부에서 도파민의 곁사슬의 β위치가 수산화 되어 생성된다(〈그림 4-12〉 참조). 부신피질에서는 노르아드레날린은 아드레날린으로 전환하나, 뇌에서도 일부는 아드레날린이 된다.

카테콜아민 리셉터의 연구는 말초 장기에는 상당히 상세하게 해명되어 있다. 즉, 크게 나누어 α형과 β형으로 분류되어 있다. α리셉터의 생체 기능은 혈관수축, 산동, 장관확장 등이고 β리셉터는 혈관확장, 기관지확대, 심근의 수축력 증가나 전달 속도의 증가, 장관 확장 등의 조절을 하는 것이 알려져 있으며, 여러 가지 아드레날린 작동이나 차단의 약리 작용을 설명하는 기초가 되었다.

α리셉터는 Ca^{2+}채널에 작용하여 세포 외 Ca^{2+}를 세포 내로 유입시키나, 그때 이노시톨인산 지질계를 매개로 하는 경우도 있다(51항 참조). 다른 한편 β리셉터는 아데닐사이클라제계에 직결되어 있으며, 제2메신저인 cAMP를 방출하여 단백질의 인산화를 형성한다.

노르아드레날린은 리셉터 효과를 마치면 도파민과 마찬가지 방법, 즉 COMT와 MAO에 의해 분해되어 3-메톡시-4-히도록시페닐글리콜(MHPG)로 되고 활성을 상실한다.

뇌 중의 노르아드레날린 함유 신경세포는 뇌간의 청반핵이라고 부르는 부위에 집중하여 존재하며, 그 섬유는 시상하부, 소뇌, 전뇌 등에 보내어 각성의 유지, 뇌의 보수계, 렘수면 또는 기분조절 등에 관여한다.

최근에 조울증에 관해 모노아민 가설이 제창되고 있는데, 조

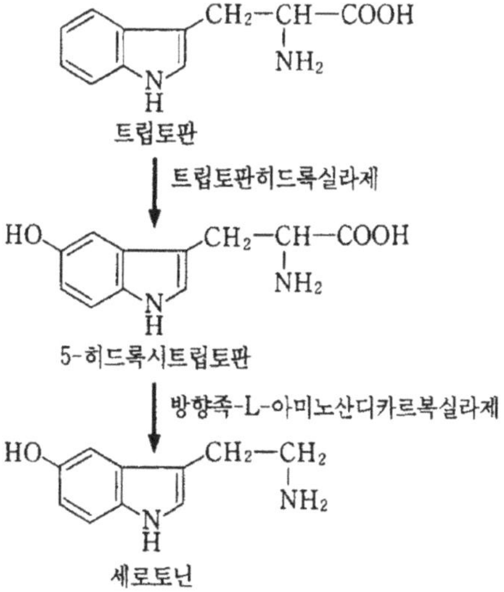

$$CH_2-CH-COOH$$
$$NH_2$$
트립토판

↓ 트립토판히드록실라제

HO $$CH_2-CH-COOH$$
$$NH_2$$
5-히드록시트립토판

↓ 방향족-L-아미노산디카르복실라제

HO $$CH_2-CH_2$$
$$NH_2$$
세로토닌

〈그림 4-13〉 트립토판에서 뇌 중 효소에 의한
세로토닌 생성경로

증에서는 노르아드레날린 작동 뉴런의 활동이 항진하고 세로토
닌 작동 뉴런의 기능이 저하하면 조증 및 울증의 발병 원인이
된다고 여겨진다. 현재 이런 문제와 관련된 연구가 활발히 진
행되고 있다.

55. 세로토닌

세로토닌은 아미노산인 트립토판에서 생성되는 신경전달물질
이다(〈그림 4-13〉 참조). 세로토닌 함유 뉴런의 세포체는 주로
뇌간 중앙부에 존재하는 봉선핵과 일치되게 분포한다. 세로토
닌의 리셉터는 결합하는 물질(ligand)의 종류나 그 친화성에 의
해 여러 종류로 구별된다.

대체로 아데닐사이클라제와 공액하는 $5-HT_1$형과 그것과 관

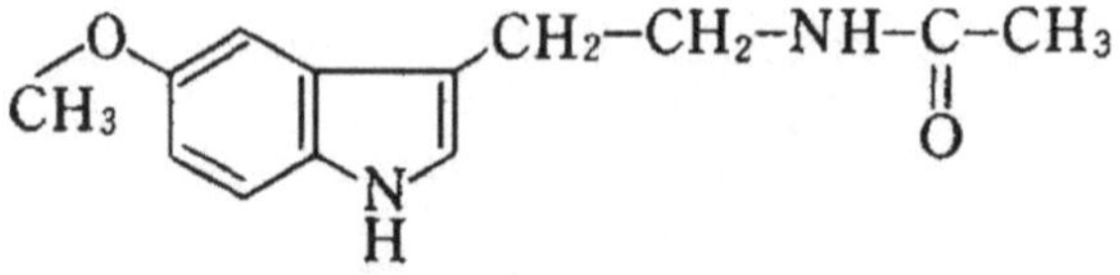

$$CH_3O\text{—indole—}CH_2-CH_2-NH-\underset{O}{\overset{\|}{C}}-CH_3$$

멜라토닌

〈그림 4-14〉 멜라토닌의 화학구조

련이 없는 5-HT$_2$형으로 구별되며, 5-HT$_2$는 전두엽에 특이적으로 편재하고 있다. 5-HT$_1$는 세로토닌의 억제성 반응에, 5-HT$_2$는 흥분성 반응과 관계되는 것으로 알려져 있다.

세로토닌은 각성과 수면, 자발 운동, 섭식이나, 음수 행동, 공격적 행동, 학습, 기억 능력, 성행동, 중추성 혈압조절 등의 생리 기능에 관여한다. 리셉터와 결합하여 효과를 나타낸 다음에는 모노아민 산화효소(MAO)에 의해 분해되어 5-히드록시인돌아세트산이 되어 활성을 상실한다.

또한 송과체에는 고농도의 세로토닌이 존재하나 그 일부는 멜라토닌으로 전환한다(그림 4-14). 멜라토닌 함유량은 환경의 빛에 의해 변화하며, 밝으면 증량하고 어두우면 감량한다. 즉, 송과체에서의 세로토닌과 멜라토닌의 변화는 '생체 시계'의 역할을 하는 것으로 알려져 있다.

고혈압 치료약으로 사용되던 레세르핀(Reserpine)을 투여하면 뇌 중 세로토닌이 고갈된다는 사실이 알려져 있다. 이때 자주 울증 상태가 발생하고 3고리계 항울증약은 뇌 중의 아민량, 특히 세로토닌량을 증가시키는데서 세로토닌 작동성 뉴런의 활성 변화가 울증과 관련 있는 것이 연구되고 있다.

세가와(瀨川富朗)는 울증이 실험용 쥐에서 세로토닌 리셉터 수

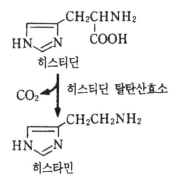

〈그림 4-15〉 히스티딘에서 히스
타민으로의 생성경로

가 증가하는 것과 3고리계 항울증약을 투여하면 증가하던 리셉
터 수가 감소한다는 것을 관찰하고 울증 상태가 발생하는 원인
중의 하나로 뇌 중의 세로토닌 리셉터, 특히 $5-HT_2$ 리셉터 수
가 증가하기 때문이라고 여기고 있다.

56. 히스타민

히스타민은 전신의 조직에 존재하는 생리활성 아민으로 알레
르기, 염증, 위산분비에의 역할이 잘 알려져 있으나 최근에는
뇌 중에서도 신경전달물질로 작용하는 것으로 여겨지고 있다.

히스타민은 뇌 중에서 히스티딘 탈탄산효소에 의해 아미노산
의 히스티딘에서 생성된다(그림 4-15). 히스타민 함유 신경의
세포체는 후부 시상하부에 한해서만 존재하며 그 신경섬유는
시상하부에 고밀도로, 또한 뇌 전체에는 널리 분포한다.

히스타민의 리셉터에는 종래의 항히스타민 약으로 길항되는
히스타민 작용, 예를 들면 장관수축, 기관지수축 등에 관여하는

리셉터(H_1 리셉터)와 종래의 항히스타민 약으로는 길항되지 않는 히스타민 작용, 예를 들면 위액분비 항진 작용 등에 관한 H_2리셉터가 있다. 그리고 히스타민 H_1이 리셉터와 결합하면 제2메신저계로서 이노시톨인산계를 활성화하고(50항 참조), H_2 리셉터와 결합하면 아데닐사이클라제가 활성화한다(49항 참조).

또한 H_1과 H_2리셉터 이외에도 히스타민 작동성 뉴런의 시냅스 전막에는 H_3리셉터라고 부르는 오토리셉터가 존재하며 전막에서 히스타민 유리를 자체 조절하고 있다.

리셉터와 결합하여 효과를 발휘한 후에는 유리한 히스타민은 메틸기 전위 효소에 의해 메틸히스타민으로 되고 모노아민 산화 효소에 의해 산화되어 메틸이미다졸아세트산이 된다.

피부 소양증, 두드러기, 벌레에 쏘인 곳 등의 치료약으로 사용되는 다이펜하이드라민(Diphenhydramine) 같은 항히스타민제는 H_1리셉터의 차단약인데 뇌에 작용하면 진정 작용으로 인해 자주 졸음이 온다. 이미 폴라아민(Polaramine) 같은 3고리계 항울증약은 H_2리셉터의 차단 작용이 있으나, 이 작용을 항울증 작용과 관계가 있다고 보는 사람도 있다.

57. 글루탐산

글루탐산은 뇌 중에 가장 고밀도로 존재하는 아미노산이다 〈표 4-1〉, 〈그림 4-17〉. 화학 조미료인 일본의 '아지노모토(味の素)'는 글루탐산에 1개의 Na가 결합한 글루탐산나트륨이다.

1950년대 초기에 당시 게이오(慶應)대학 생리학 교수인 하야시는 글루탐산나트륨 액을 개의 대뇌피질에 투여하였더니 간질 같은 경련이 유발되는 것을 처음으로 발견하였다. 그 후 글루

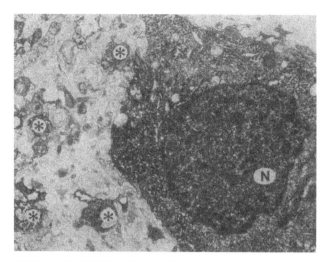

〈그림 4-16〉 글루탐산 양성 뉴런과 글루탐산 양성 신경종
말의 면역 전자현미경 사진. 글루탐산을 함유
하는 뉴런이 면역반응으로 양성화되므로 전자
현미경으로는 전자밀도가 높은 물질로서 관찰
된다(N: 글루탐산 함유 뉴런의 핵. *: 글루탐산 함
유 신경종말)

탐산이나, 탄소 사슬이 1개 적은 아스파르트산이 신경세포계에
서 흥분성 신경전달물질로서 작용한다는 사실이 밝혀졌다.

뇌 중의 글루탐산은 혈중의 그것과는 관계없이 뇌의 글루코
오스 대사계에서 생성된다. 즉, 시트르산회로에서의 α-케토글
루탐산의 아미노기 전이 효소의 촉매에 의한 아미노화이다. 글
루탐산이 신경전달물질로서의 존재 양식은 이제까지 불분명하
였으나, 최근에 이르러 고야마(小山生子, 도쿄여자의대 교수)가 아
민성 전달 물질과 마찬가지로 시냅스 소포에 비축된다는 사실
을 전자현미경으로 규명하였다(그림 4-16).

글루탐산이나 아스파르트산(흥분성 아미노산)에 대응하는 리셉터
는 작동약에 대한 반응에 따라 다음과 같은 3형으로 분류된다.

(1) **NMDA 리셉터**: N-Methyl-D-Aspartic Acid(NMDA)에
   의해 활성화되는 것으로, 흥분성 아미노산과 결합하면 후
   시냅스막 중의 채널이 열려 Na^+ 및 Ca^+의 유입이 일어
   난다.

   이어서 Mg^{2+}이 유출되어 리셉터에 대해서는 음성 피드
   백적으로 작용하여 이온채널을 폐쇄시킨다. 이 리셉터의
   특이적인 길항제로서는 2-Amino-5-Phosphovaleric
   Acid(AP-5) 같은 물질이 알려져 있다.

(2) **카이닌산 리셉터**: NMDA로는 활성화되지 않고, 카이닌산
   (Kainic Acid)으로 활성화 된다.

(3) **키스칼산 리셉터**: 이것도 NMDA로는 활성화되지 않고 키
   스칼산에 의해 활성화된다. (2)와 (3)은 어느 것이나 AP-5
   나 Mg^{2+}로는 영향을 받지 않는다.

최근에 간질의 신경화학적 연구에 의해 어떤 종류의 간질 뇌
에는 이들 흥분성 아미노산의 방출 이상이나 리셉터 이상이 있
다는 것이 규명되었다.

58. γ-아미노부티르산

γ-아미노부티르산(GABA)은 1950년 미국의 로버츠, 아와파
랄, 유텐프렌드에 의해 각각 포유동물의 뇌 속에 고밀도로 존
재한다는 사실이 발견되었다.

현재 뇌의 중요한 억제성 신경전달물질로서 그 작용이 가장
잘 해명되어 있다.

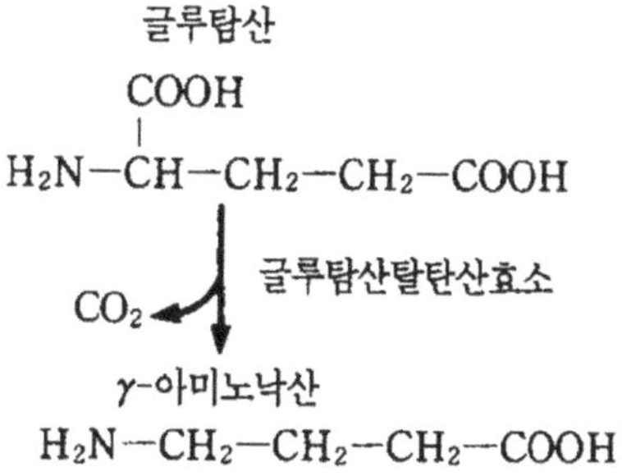

글루탐산
$$COOH$$
$$|$$
$$H_2N-CH-CH_2-CH_2-COOH$$

CO_2 ← 글루탐산탈탄산효소

γ-아미노낙산
$$H_2N-CH_2-CH_2-CH_2-COOH$$

〈그림 4-17〉 글루탐산에서 GABA 생성.
흥분성 전달물질의 글루탐산. 분자에서
—COO가 없어지면, 억제성 전달물질이
된다

GABA는 그 합성효소인 글루탐산탈탄산 효소에 의해 글루탐산에서 생산된다(그림 4-17). 글루탐산은 흥분성 전달물질이나 그 분자 중의 탄산기가 1개 없어지면 억제성 전달물질이 되는 것은 매우 흥미롭다. GABA의 분해는 미토콘드리아 중의 GABA-아미노기 전이 효소에 의해 탈아미노화되고 숙신산 세미알데이드를 거쳐 숙신산이 되어, 시트르산회로를 매개하여 이루어진다.

신경종말에서 방출된 GABA는 GABA 리셉터와 결합하여 그 작용을 발현하나, GABA 리셉터에는 $GABA_A$ 리셉터와 $GABA_B$ 리셉터의 두 가지가 있다.

GABA 리셉터는 길항제인 피크크린에 의해 억제되는 것으로 규정하며 Cl^-(Chrolide)채널과 직결하고 있다. 또한 벤조다이제핀(Benzodiazepine)이나 바르비투르산(Barbiturate) 등과의 약물 결합 부위가 $GABA_A$ 리셉터 분자 상에 존재하며, 하나의 복합체를 이루고 있다.

시냅스 후막의 GABA$_A$ 리셉터에 GABA가 결합하면 Cl$^-$채널이 열려 Cl$^-$가 뉴런 내로 과잉 유입하여 과분극 상태를 유발한다. 이 효과는 시냅스 후 억제작용에 중요한 역할을 다하고 있다. 한편, GABA$_B$ 리셉터는 Cl$^-$와는 공액하지 않고 K$^+$채널이나 Ca^{2+}채널에 영향을 미치는 것으로 여겨지고 있다.

파킨슨병에 있어서는 흑질, 선조체계 및 담창구, 흑질계에 존재하는 GABA 작동성 뉴런의 변성에 의한 것으로 여겨지고 있다. 간질환자의 뇌에서 간질발작의 중심이 되는 초점조직에는 GABA$_A$ 리셉터가 현저하게 감소하여, 억제성 전달 기능의 저하를 나타내고 있다.

59. 타우린

타우린(Taurine)은 뇌에 넓게 고밀도로 분포하고 있다(44항 참조). 타우린 분자는 통상의 아미노산과는 달리, 탄산기 대신에 황산기를 함유하므로 함황아미노산이라고도 한다(그림 4-18). 뇌 속에는 주로 시스테인에서 생성된다.

타우린은 뉴런 내에서는 종말부에 고농도로 존재하며, 쥐의 대뇌피질 절편을 사용한 실험에서는 고농도 K$^+$ 자극에 의해 Ca^{2+} 의존성으로 방출되므로, 뇌에서 타우린은 신경전달물질로서 작용하고 있다는 것을 추정할 수 있다.

그러나 시냅스 구조가 없는 시신경부터도 Ca^{2+} 의존성으로 고농도 K$^+$ 자극에 의한 방출을 타우린이 억제하는 것 등도 알려져 있다. 타우린은 신경전달물질이 아니라, 다른 신경전달물질의 조정 인자로 보는 견해도 있다.

타우린이 신경전달물질이라면 그것에 대응하는 리셉터의 존재

$$H_2N - CH_2 - CH_2 - SO_3H$$

〈그림 4-18〉 타우린의 화학구조

가 필요한데 다른 전달물질의 경우와 같이 확실한 지식이 없다.

간질환자 뇌의 초점 조직에는 타우린이 감소하고 있으며, 타우린의 특이적인 길항물질인 구아닌에탄술폰산(타우린의 아미노기가 구아니딜기로 치환된 물질로서 뇌 속에도 미량으로 존재한다)을 실험동물의 뇌 속에 투여하면 경련이 일어나거나 또는 경련 발작이 타우린에 의해 억제되는 등, 타우린 결핍이 간질과 관계있다는 것을 시사하는 보고가 많이 있다.

미국에서 재미있는 이야기의 하나로, 1960년대 초 애완견 식품이 보급되기 시작하였을 무렵, 이것으로 사육된 고양이가 연이어 설명하였다. 정제사료를 사용한 실험에서 타우린을 투여하면 고양이는 실명하지 않는다는 것이 판명되었다. 고양이는 개와는 달리, 사료 중의 시스템에서 타우린을 합성하는 능력이 없다. 타우린은 굴, 낙지, 문어, 어류에 고농도로 함유되어 있다. 고양이가 어패류를 좋아하는 이유가 이런 데에 있는지도 모른다.

60. 신경 펩티드

뇌 속에는 많은 종류의 펩티드가 존재하며 신경전달물질로서 기능을 발휘하고 있는 것이 밝혀졌다. 일반적으로 신경 펩티드에는 단지 2개의 아미노산, 즉 알라닌과 히스티딘으로 이루어진 카르노신에서 39개의 아미노산이 사슬모양으로 이어진 부신피질자극 호르몬(ACTH)에 이르기까지 여러 가지 펩티드가 알려져 있다.

그중 어떤 것은 하수체에서 분비되는 호르몬(ACTH·바소프레신), 소화관의 극소 호르몬(가스트린·콜레시스토키닌), 혹은 시상하부에서 분비되어 하수체 외의 호르몬 방출을 조절하는 호르몬(황체형성 호르몬, 유리 호르몬 등)이 같다는 것이 확인되나, 중추에서는 어떤 역할을 하고 있는지 잘 알려져 있지 않은 것이 많다.

신경 펩티드 중 가장 흥미로운 것은 진통에 관계하는 엔케팔린류와 엔도르핀류가 있다. 이것들의 화학물질은 원래 뇌 속에 존재하며, 아편 양귀비에서 추출되는 마약인 모르핀과 놀라울 정도로 작용이 유사하다(65항 참조).

종래에는 뇌 속에는 오피에트(Opiate, 아편) 약제와 강하게 결합하는 부위가 있다는 것이 알려져 있었다. 1975년 퓨즈와 코스타리츠는 뇌 속에 본래 존재하고 오피에트 리셉터와 견고하게 결합하는 2개의 펩티드를 발견하였다. 메티오닌엔케팔린과 류신엔케팔린이 그것이다. 이어 엔도르핀(Endorphin)이라고 부르는 또 다른 모르핀성 펩티드가 하수체에서 분리되었다.

P물질은 말초의 통각 리셉터에서 중추신경계로의 통각에 관련하는 정보전달에 특이적으로 관계하는 감각성 전달물질로 다루어지는 신경 펩티드이다. 척수 후각에 있어서 엔케팔린 함유 중간 뉴런은 통각 뉴런의 종말부에 시냅스를 형성하고 있으며, P물질의 방출을 조정하여 뇌에는 근소한 통각밖에 전달되지 않도록 하고 있다(그림 4-19).

신경 펩티드의 대부분은 특정 뉴런의 종말에 농축되어 있으며, 몇 가지는 Ca 의존 과정에 의해 신경종말에서 방출되나 그

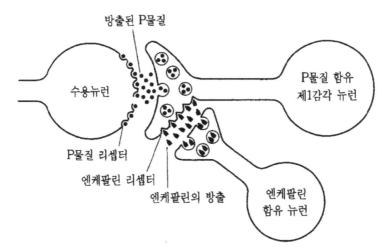

<그림 4-19> P물질 함유 뉴런에 의한 통각전달과 엔케팔린 함유 뉴런
에 의한 P물질 방출(통각)의 억제

효과는 분명치 않는 것이 많다.

<그림 4-20>은 대표적인 신경 펩티드의 구조를 나타낸다.

메티오닌·엔케팔린
Tyr-Gly-Gly-Phe-Met

류신·엔케팔린
Tyr-Gly-Gly-Phe-Leu

P물질
Arg-Pro-Lys-Pro-Gln-Gln-Phe-Phe-Gly-Leu-Met-NH$_2$

뉴로텐신
p-Glu-Leu-Tyr-Glu-Asn-Lys-Pro-Arg-Arg-Pro-Tyr-Ile-Leu

β-엔도르핀
Tyr-Gly-Gly-Phe-Met-Thr-Ser-Glu-Lys-Ser-Gln-Thr-Pro-Leu-Val-Thr
Gln-Gly-Lys-Lys-His-Ala-Asn-Lys-Val-Ile-Ala-Asn-Lys-Phe-Leu

부신피질자극 호르몬(ACTH)
Ser-Tyr-Ser-Met-Glu-His-Phe-Arg-Tyr-Gly-Lys-Pro-Val-Gly-Lys-Lys
Leu-Glu-Asp-Glu-Ala-Gly-Asp-Pro-Tyr-Val-Lys-Val-Pro-Arg-Arg
Ala-Glu-Ala-Phe-Pro-Leu-Glu-Phe

안지오텐신 II
Asp-Arg-Val-Tyr-Ile-His-Pro-Phe-NH$_2$

옥시토신
Ile-Tyr-Cys
Gln-Asn-Cys-Pro-Leu-Gly-NH$_2$

바소프레신
Phe-Tyr-Cys
Gln-Asn-Cys-Pro-Arg-Gly-NH$_2$

혈관작용 성장관 폴리펩티드(VIP)
His-Ser-Asp-Ala-Val-Phe-Thr-Asp-Asn-Tyr-Thr-Arg-Leu-Arg-Lys
$\quad$ NH$_2$-Asn-Leu-Ile-Ser-Asn-Leu-Tyr-Lys-Lys-Val-Ala-Met-Gln

소마토메딘
Ala-Gly-Cys-Lys-Asn-Phe-Phe-Trp
$\quad$ Cys-Ser-Thr-Phe-Thr-Lys

TSH방출 호르몬(TRH)
p-Glu-His-Pro-NH$_2$

황체형성 호르몬 유리 호르몬(LH-RH)
p-Glu-His-Trp-Ser-Tyr-Gly-Leu-Arg-Pro-Gly-NH$_2$

봄베신
p-Glu-Gln-Arg-Leu-Gly-Asn-Gln-Trp-Ala-Val-Gly-His-Leu-Met-NH$_2$

카르노신
Ala-His

콜레시스토키닌형 펩티드
Asp-Tyr-Met-Gly-Trp-Met-Asp-Phe-NH$_2$

Ala	알라닌	Leu	류신
Aag	아르기닌	Lys	리신
Asn	아스파라긴	Met	메티오닌
Asp	아스파르트산	Phe	페닐알라닌
Cys	시스테인	Pro	프롤린
Gln	글루타민	Ser	세린
Glu	글루탐산	Thr	트레오닌
Gly	글리신	Trp	트립토판
His	히스티딘	Tyr	티로신
Ile	이소류신	Val	발린

〈그림 4-20〉 뇌에 존재하는 신경 펩티드류

5장 뇌의 리셉터

뇌의 기능은
뉴런에서 뉴런으로 정보전달의 총화이다.
이러한 정보전달은
신경전달물질에 의해 이루어지나,
방출된 신경전달물질이 정보를 전하기 위해서는
그것을 받아들이는 리셉터가 반드시 필요하다.
여러 가지 뇌 질환이나
약의 작용 메커니즘에 대해
최근에는 리셉터의 변화가 주목되고 있다.
실제로 정신 기능에 강한 작용을 일으키는 약은
리셉터에 작용하는 약이다.
따라서 리셉터의 지식은 중요하다.

61. 리셉터

리셉터(수용체)란 개념은 '신경전달물질, 호르몬 혹은 약물 등의 활성이 우선 세포보다 먼저 갖추어져 있는 특이적인 "리셉터"와 그것들과 반응함으로써 유발된다'라는 랭그레이(J. N. Langley)의 제창에서 시작되었다. 약 100년 전의 일이다.

그 후는 주로 약물이 작용하는 메커니즘을 설명하는데 리셉터란 말이 사용되어 왔다. 그러나 최근에는 다양한 생화학적 연구수단의 진보에 따라 리셉터가 실체가 있는 것으로서 파악되고 그 분자 구조까지도 밝혀지게 되었다.

리셉터란 접수자란 뜻이다. 예를 들면 방송국에서 여러 가지 프로그램이 전파를 타고 전국 각지로 송신될 때, 만일 각 가정에 라디오나 텔레비전 수상기가 없다면 우리는 어떤 프로그램이 방송되고 있는지 전혀 알 수 없다.

즉, 라디오나 텔레비전 수상기가 있어서 전파를 수신해야 비로소 프로그램을 즐길 수 있다. 이 전파에 해당하는 것이 신경전달물질이나 호르몬이고, 라디오나 텔레비전 수상기의 안테나에 해당하는 것이 리셉터라고 생각하면 알기 쉽다(그림 5-1).

세포 표면에 있는 리셉터에 정보가 전해지면 리셉터는 세포내로 향해 제2의 정보로 변환하여 전달한다는 것이 최근에는 규명되었다. 여러 가지 세포나 장기에서 어떤 반응이 생기는가는 태어날 때부터 결정된다.

전기제품을 예로 설명하면 텔레비전의 스위치를 누르면 프로그램을 볼 수 있고 전기세탁기의 스위치를 누르면 세탁물을 빨 수 있고 전기청소기의 스위치를 누르면 청소할 수 있다. 이들 전기제품의 공통점은 작동하고 있는 동안에는 이들 기계 속에

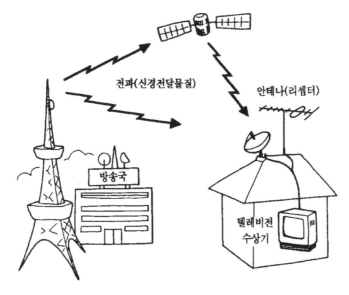

<그림 5-1> 신경전달물질과 리셉터의 관계

는 전류가 흐르고 있다는 것이다.

그러나 같은 전류가 흘러도 각 기계마다 사전에 설계된 기능에 따라 서로 다른 일을 할 수 있다. 다시 말해서 리셉터란 생체의 갖가지 기능을 작동시키기 위한 스위치 역할을 한다.

62. 신경 네트워크

뇌에는 많은 뉴런(신경세포)이 있다. 대뇌피질에도 140억 개의 뉴런이 있다. 이들 뉴런은 단순히 모여 있는 것이 아니라, 고차의 뇌 기능을 유지하기 위해 복잡한 네트워크(회로망)를 이루고 있다. 각각의 뉴런은 완전하게 이어진 것이 아니고, 서로의 접합부에는 $2/10^4 \sim 3/10^4$ ㎜의 간극이 있다. 이 신경과 신경의 접합부를 시냅스라고 부른다. 1개의 뉴런 표면에는 8,000개

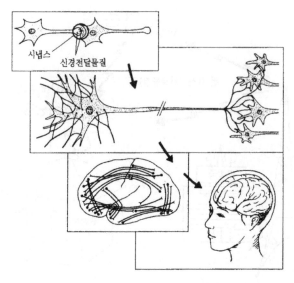

<그림 5-2> 시냅스와 뉴런 네트워크

이상의 시냅스가 있고 반대로 1개의 뉴런은 1,000개의 다른
뉴런에 섬유를 뻗어 시냅스를 이루고 있다. 이렇게 시냅스를
매개로 하는 신경의 회로망은 뇌의 독특한 것으로 기계와는
다른 점이다. 예를 들면 컴퓨터 등에서 모든 전선의 회로는 1
대1의 관계로 고정적으로 연결되어 있으므로, 연결을 다시 하
거나 상태가 나쁜 부분은 피하여 보통 때 별로 사용하지 않는
회로망을 사용하는 것 같은 유연성은 없다. 또한 단 한군데서
라도 전선이 절단되면 컴퓨터는 전체로서 작동할 수 없게 된
다. 그러나 뇌는 회로망이 시냅스 접합으로 이루어져 있으므
로, 만일 일부의 뉴런이 죽어도 뇌 전체의 작동이 정지하는 일
은 없고 살아남은 뉴런끼리 새로운 시냅스를 만들어 정보를
전달하거나, 혹은 평소에 별로 사용하지 않던 회로망을 사용할

수도 있다.

이와 같이 뇌는 기계와는 달리 유연성이 있고 여러 가지 어려운 상황에 대응하여 생체가 살아갈 수 있다. 이것을 뇌의 가소성(可塑性)이라고 한다. 이렇게 하나의 정보가 뇌 전체에 순간적으로 전해지고 뇌의 가소성이 발휘될 수 있는 것은 모두 뉴런끼리 고정적인 연락이 아닌, 시냅스 접합에 의한 연락으로 네트워크를 형성하고 있기 때문이다. 그리고 시냅스부에서의 정보전달은 신경전달물질과 리셉터에 의존하고 있으므로 이런 것이 없이는 뇌의 기능을 발휘할 수가 없다.

63. 열쇠와 열쇠 구멍: 신경전달물질과 리셉터와의 관계

뇌 속에서의 정보는 뉴런 내에서는 전기적 흥분성이 전해져 그 신호가 신경의 종말부에 다다르면 신경전달물질이라고 부르는 화학물질이 방출되어 다음의 뉴런 표면에 존재하는 리셉터에 작용하여 정보를 전하는 체계로 되어 있다. 양자는 열쇠와 열쇠 구멍과 같은 관계에 있으며, 1개의 신경전달물질은 그것에 대응한 리셉터에만 작용할 수 있다(그림 5-3).

예를 들면 도파민이라는 신경전달물질은 도파민의 리셉터에만 작용하며, 아세틸콜린은 아세틸콜린의 리셉터에만 작용한다. 즉, 열쇠 구멍(리셉터)에 꼭 맞는 열쇠(신경전달물질)만이 작용을 발휘할 수 있다는 것이다. 열쇠와 열쇠 구멍이 맞아야 비로소 문이 열리는데, 어느 쪽이 중요한가?

가령 많은 열쇠를 갖고 있다 하여도 열려고 하는 문의 열쇠 구멍이 콘크리트로 막혀있다면 문은 열 수 없다. 다시 말해서 열쇠를 아무리 많이 갖고 있어도 리셉터가 없으면 정보를 전할

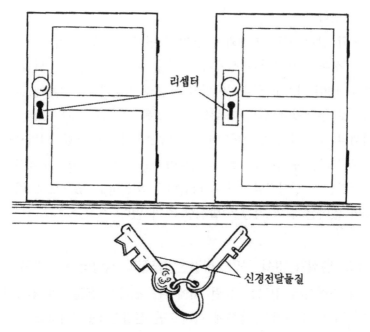

〈그림 5-3〉 신경전달물질과 리셉터의 관계: 열쇠와 열쇠 구멍

수 없다. 그러나 그와는 반대로 열쇠를 깜빡 분실하여도, 열쇠 구멍만 제대로 되어 있으면 철사나 부러진 못으로 문을 열 수 있는 경우도 있다.

다시 말해서 시냅스부에서의 신경전달 기구는 물론, 신경전 달물질과 리셉터는 양쪽이 다 중요하지만, 어느 한쪽만 중요한 것을 고르라면 리셉터가 중요하다고 대답하지 않을 수 없다. 지금 설명한 문을 열기 위한 철사나 부러진 못에 해당하는 것 으로 약제를 들 수 있다. 즉, 뇌의 리셉터에 작용하는 약제는 뇌에 아주 잘 듣는 약이라고 말할 수 있다.

64. 작동약과 차단약

신경전달물질과 리셉터의 관계를 열쇠와 열쇠 구멍으로 비유하였으나 약 중에는 신경전달물질과 동일한 작용을 나타내는 약과 신경전달물질의 작용을 차단하는 약이 있다. 각각 작동약과 차단약이라고 부른다. 작동약은 리셉터란 열쇠 구멍에 꼭 맞는 모양을 하고 있으므로 신경전달물질을 사용하였을 때와 동일한 작용을 한다. 그러나 차단약은 열쇠 구멍에 들어가도 잔 홈이 실제의 신경전달 물질과는 다르므로 열쇠를 열 수 없는 것이다. 그렇게 되면 열쇠 구멍에는 들어가나 열쇠를 열 수 없는 차단약이 열쇠 구멍을 막고 있으므로 뇌 속에서 원래 작용하려고 리셉터까지 다다른 신경전달 물질은 열쇠 구멍에 들어 갈 수 없으므로 마치 작용이 차단된 것같이 된다. 이들의 리셉터에 꼭 맞는 약과 리셉터와는 결합하지만 작용을 발현할 수 없는 약을 적절하게 사용하여 치료에 이용할 수 있다. 또한 아파트 관리인이 갖고 있는 마스터 키 같은 약, 즉 여러 가지 종류의 리셉터에 작용할 수 있는 약도 있다.

이와 같이 신경전달물질의 작용뿐만 아니라 뇌의 작용에 영향을 미치는 약도 리셉터에 결합하여 그 작용을 발휘할 수 있다고 생각함으로써 이해할 수 있게 된다.

65. 내인성 모르핀형 물질: 뇌 속의 리셉터에 결합하는 물질의 발견

뇌 리셉터 연구의 초기 경에 많은 약리학자에 의해 마약성 진통약인 모르핀의 리셉터 연구가 이루어졌다. 그 결과 미국의 연구자에 의해 뇌 속에는 분명히 모르핀의 리셉터가 존재한다는 사실이 확인되었다. 그러나 잘 생각해 보면 일생을 통해 모르핀 주사를 맞지 않고 그 생을 마치는 사람이나 동물이 거의 대부분이다.

그렇게 생각하면 마약성 진통약을 사용하여 통증을 진정시키기 위해 하느님이 사전에 뇌 속에 모르핀의 리셉터를 준비해 두었다고 생각하기는 어렵다. 다시 말해 뇌 속에는 모르핀과 같은 작용을 하는 물질과 그것에 대응하는 리셉터가 비치되어 있는데 모르핀은 리셉터에 특히 잘 결합한다고 생각하는 것이 타당할 것 같다.

그래서 많은 약리학자에 의해 모르핀과 동일한 작용을 하는 생체 내 물질의 발견 경쟁이 시작되었다. 그 결과 영국의 연구 그룹에 의해 엔케팔린이, 미국의 연구 그룹에 의해 엔도르핀이 발견되었다. 어느 것이나 아미노산이 여러 개 연결된 펩티드라고 부르는 물질이다.

현재로는 모르핀 리셉터에 결합하는 약 30종류의 펩티드가 발견되어 있다. 이것들을 총괄하여 엔도르핀류라고 부르고 있다. 이 명칭은 생체 내의 모르핀이란 뜻이다. 이들 펩티드는 어느 것이나 모르핀과 마찬가지로 진통작용이나 상쾌감을 일으키게 한다.

그러나 펩티드는 아미노산이 이어진 물질이므로 필요하지 않게 되면 효소에 의해 절단되어 무해한 아미노산으로 변한다. 그 한편에서 모르핀은 동물에게는 이물(異物)이며 좀처럼 분해되지 않고 오랫동안 작용이 계속된다.

따라서 같은 모르핀의 리셉터에 작용하는 물질이라 해도 생체 내의 물질은 필요에 따라 작용하다 필요 없게 되면 곧 분해되는 기묘한 형태를 이루고 있는 반면, 체외에서 투여되는 모르핀은 좀처럼 분해되지 않으므로 작용이 오랫동안 계속되어 의존성이 생겨 마약중독을 일으키는 것이다.

66. 리셉터 작용약: 마음을 움직이는 약

뇌에 작용하는 약은 많은 종류가 있다. 이를테면 뇌 속의 혈액의 흐름을 원활하게 하거나 뉴런에 원기를 회복시키는 등 여러 가지가 알려져 있다. 그러나 거의 대부분의 의사가 잘 듣는 약이라고 자신 있게 권장하는 약은 정신, 즉 마음을 움직이게 하는 약이다. 정신분열병의 치료에 사용되는 항정신병약, 울증을 고치기 위한 3고리계 항울증약, 스트레스 사회에서 불안감을 제거하기 위한 정신안정약(항불안약)의 3종류가 있다.

이상의 3종류의 약은 어느 것이나 마음을 움직일 정도로 정신작용에 강한 영향을 미친다. 예를 들면 분열증으로 심한 환각이나 망상이 있는 경우라도 항정신병약으로 쉽게 증세를 억제할 수 있고 울증으로 의욕과 기력이 없었던 환자가 항울증약을 먹게 된 다음부터는 무럭무럭 원기를 회복하고 정상적인 사회생활로 복귀할 수 있게 되는 경우를 자주 경험한다.

또한 스트레스가 많은 현대사회를 살아가기 위해서 많은 화이트칼라의 직장인들이 벤조다이아제핀(Benzodiazepine)계의 항불안약을 상용하고 있다는 것도 알려져 있다. 이들 약은 각각 도파민의 리셉터, 세로토닌의 리셉터, 벤조다이아제핀의 리셉터에 직접 작용한다는 것이 알려져 있다. 달리 생각하면, 누구나 인정할 만큼 강한 효력을 갖고 있고 마음을 움직일 수 있을 정도의 큰 약효를 갖고 있는 약은 모두가 뇌 속의 리셉터에 직접 작용하는 약이라고 말할 수 있다.

67. 도파민 리셉터

뇌 속에서 각성이나 쾌감, 나아가서 운동 기능에 큰 역할을 하는 신경전달물질로서 도파민이 있다. 도파민의 작용은 대단히 강하므로 이 계열의 상태가 나빠지는 질병은 심한 증상이 발현한다. 예를 들면 정신분열증의 일부 환자는 이 도파민을 함유하는 신경작용이 항진되거나 혹은 도파민을 수용하는 리셉터측의 기능이 고조되는 경우가 있다고 한다.

또한 필로폰(Philopon)이라고 부르는 각성제는 반복하여 주사하면 결국은 정신분열증과 똑같은 환각, 망상 등을 일으킨다는 것은 잘 알려져 있다. 이 환각제 중독에서도 뇌의 도파민 리셉터의 작용이 강해진다는 연구보고가 있다.

따라서 정신분열증이나 각성제에 의해 생기는 증상은 도파민의 리셉터를 차단할 수 있는 약, 즉 메이저트랭퀼라이저(Major Tranquilizer, 대정온제)라는 항정신병약을 사용하면 증상은 비교적 간단하게 억제할 수 있다.

그와는 반대로 도파민계가 장애를 받아 작용이 저하하는 것으로 유명한 질환이 있다. 뇌 속의 대뇌기저핵이라는 부분에서 도파민의 함량이 현저하게 감소하는 파킨슨병이다.

따라서 파킨슨병의 치료에는 뇌에 도입되고 나서 도파민으로 전환하는 전구물질인 L-도파가 사용되고 있다. 파킨슨병 환자가 손을 떨거나(진전, 震顫), 근육이 굳어지거나(근고축, 筋固縮), 동작이 원활하지 못하고 축 늘어지는 증상(과동, 寡動)이 나타나는데 L-도파를 투여하면 그날 안에 증상이 호전한다. 그러나 잘 듣는다고 L-도파를 대량으로 계속 복용하면 수년 내에 L-도파의 효력이 떨어진다. 처음에는 잘 들었으나 여러 해 대량으로 사용하면 효력이 없어지는 현상은 도파민 리셉터의 감소로 설명된다.

뇌의 대뇌기저핵에서 도파민이 감소하면 남은 아주 소량의 도파민이라도 유효하게 활용하려고, 뇌 속의 도파민 리셉터는 증가한다. 이러한 상태 하에 있을 때 L-도파를 투여하여 뇌 속의 도파민의 양을 증가시키면 크게 효과를 볼 수 있다.

그런데 도파민이 리셉터에 작용할 때는 그때그때마다 도파민 리셉터를 사용해 버린다. 그러나 곧 뉴런은 도파민 리셉터를 형성하여 보충한다. 이러한 작용이 반복되는데, 대량의 L-도파를 여러 해 복용하면 도파민의 양이 항상 과대하기 때문에 도파민 리셉터가 소모되어 그 수가 줄어든다. 그렇게 되면 L-도파를 투여하여 뇌 속의 도파민을 증가시켜도 효력이 나타나지 않게 된다.

그러므로 파킨슨병의 치료에는 다소 소량의 L-도파로 치료하는 것이 바람직하다.

68. 리셉터 차단약: 약으로 생기는 병

원래 갖고 있는 약의 작용이 지나치게 효력을 발휘하거나, 원래의 작용이 아니고 극히 경미한 작용에도 불구하고 환자에 따라서는 지나치게 영향을 받아 인공적으로 병을 만드는 경우가 있다. 몇 가지의 대표적인 예를 들어 보자.

위궤양 치료약의 일부에 뇌의 시상하부라는 자율신경의 중추 부분이 작용하여 스트레스를 제거함으로써 궤양을 치유하려는 발상의 약이 있다. 이 약은 노년층의 울증 상태에도 잘 들어서 널리 사용하고 있다. 그런데 이 약의 원래의 작용은 뇌 속에서 각성이나 쾌감, 운동 등에 관계하는 도파민이 작용할 리셉터를 차단하는 것이다.

따라서 파킨슨병의 환자가 장애받는 장소, 즉 대뇌기저핵에 이 약이 과다하게 작용하면 파킨슨병과 똑같은 증상을 나타낸다. 이러한 환자는 뇌 속의 도파민의 양은 정상이지만 그 도파민이 작용하려는 리셉터가 이 약으로 인해 차단되기 때문에 파킨슨병과 마찬가지 증상이 출현하게 되는 것이다.

또한 항콜린약이라는 파킨슨병의 약이 있다. 이 약은 아세틸콜린의 리셉터 차단약이다. 원래는 파킨슨병환자의 대뇌기저핵부에 작용시키기 위한 목적으로 제조되었으나, 극히 드물지만 환자에 따라서는 대뇌피질에까지 약효가 작용하는 경우가 있다. 대뇌피질의 아세틸콜린은 지적 기능에 큰 역할을 하므로 아세틸콜린의 양은 정상이라도 그 리셉터가 차단되므로 치매 증상과 같은 경우가 생긴다. 이런 경우에는 항콜린약을 중단하면 곧 정상으로 회복한다.

이렇게 몇 가지 약, 특히 리셉터 차단약은 치료 효과가 높은 반면 환자에 따라서는 뜻밖의 병을 일으키는 경우가 있다. 물론 이런 일이 있다고 해서 치료약으로서는 불합격이라고 할 수는 없다. 이러한 사태가 생길 수 있다는 것을 알고서 의사는 이런 약을 적절하게 치료에 사용하고 있기 때문이다.

69. 아세틸콜린 리셉터: 치매 치료의 문제점

치매란 '일단 정상으로 발단한 지적 능력이 저하하여 직업생

활이나 사회생활, 나아가서 일상생활을 영위할 수 없게 된 것'
으로 정의되어 있다. 치매의 보유율은 세계 선진국에서는 거의
비슷하며 65세 이상 인구의 4~5%이고, 일본의 경우는 전국에
약 60~70만 명의 치매환자가 있는 것으로 추정한다.

　치매환자는 혼자서는 살아 갈 수 없으므로 최소한 한 사람의
보호자가 필요하다. 따라서 일본 전국에서 200만 명 정도의 사
람이 치매환자의 발생에 따르는 문제가 있다고 볼 수 있다. 그
러므로 신문을 비롯하여 치매 기사가 최근에는 많아졌다.

　지적 능력은 대뇌피질의 작용에 의한 것이므로 치매는 대뇌
피질이 장애를 받거나 혹은 대뇌피질에서의 명령을 적절하게
구사할 수 없는 상태라고 말할 수 있다. 대뇌피질이 발휘하는
고차의 뇌기능에 가장 중요한 역할을 하는 것이 아세틸콜린이
라는 신경전달 물질이다. 그리고 치매환자의 대뇌피질에는 이
아세틸콜린이 현저하게 감소되어 있는 것이 알려져 있다.

　따라서 세계의 제약업자들은 앞을 다투어 아세틸콜린을 대뇌
피질에 보급하여 치료를 시도하려고 하였다. 이것은 뇌 속에서
도파민이 감소한 파킨슨병에 대해 도파민의 전구물질인 L-도파
를 투여하여 치료하는 일석이조의 효과를 누리는 셈이다.

　그러나 치매환자의 뇌에는 아세틸콜린뿐만 아니라 그 밖의
여러 가지 신경전달물질이 감소하고 많은 종류의 리셉터도 감
소한다는 것이 알려져 있다. 즉, 대뇌피질의 아세틸콜린만 증가
시켜도 치료 효과는 기대할 수 없을 것으로 예상된다. 오랜 기
간에 걸쳐 아세틸콜린을 증가시키는 노력을 해왔으나 아직도
치매에 유효한 약이 출현하지 않는 것은 새로운 약을 제조하기
위한 접근 방법이 틀리지 않았는가 하는 생각조차 든다.

만일 어떤 수단에 의해 치매환자의 대뇌피질에 아세틸콜린을 증가시킬 수 있다 해도 리셉터가 감소했으므로 증가된 아세틸콜린의 작용을 발휘할 수 없고 치료효과도 없을 것이다. 그러므로 대뇌피질의 아세틸콜린의 리셉터를 증가시킬 수 있는 약의 개발이 필요하다.

또한 지금까지 설명한 것같이 아세틸콜린계뿐만 아니라 그밖의 많은 종류의 리셉터도 감소했으므로 하나의 약으로 여러 종류의 리셉터를 늘리거나 리셉터의 작용을 제고시킬 수 있는 약의 출현이 기대된다.

70. 리셉터 치료약

뇌 질환은 거의가 각종 신경전달물질이 감소되어 있다. 신경전달 물질의 기능이 재고되어 있다고 여겨지는 것은 정신 분열증의 일부일 것이다. 그러면 감소된 신경전달물질을 보충하면 치료는 효과를 볼 수 있을까?

파킨슨병에 대해서는 되풀이하여 설명한 것같이 감소한 도파민의 전구물질인 L-도파를 보충하는 것으로 환자의 증상은 현저하게 호전될 수 있었다. 이러한 사실에 자극되어 많은 종류의 뇌 질환에 대해서 신경전달물질을 보충하거나 증가하려는 발상에서 치료약 개발이 여러 가지로 진행되었다.

그러나 앞 항의 치매치료에서도 설명한 것같이 대부분이 성공을 거두지 못하였다. 이제까지의 역사를 되돌아보면 파킨슨병은 예외적인 질환으로 여겨진다. 그 밖의 뇌 질환은 어느 것이나 신경전달물질을 증가시켜 보아도 치료효과는 없었다. 이러한 원인은 신경전달물질이 작용하는 리셉터의 기능에 이상이

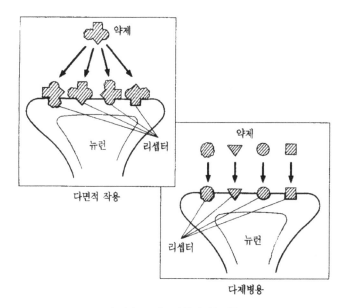

〈그림 5-4〉 리셉터 치료약

있거나 수가 감소하였기 때문이다.

이와 같이 생각할 때, 리셉터에 직접 작용하는 약이나 리셉터의 작용을 제고하거나 리셉터의 수를 증가시키는 약이 좋은 치료제가 될 것이다. 일반적으로 한 종류의 리셉터가 장애 받는 것이 아니고 여러 종류의 리셉터가 장애를 받으므로 한 종류의 약으로 여러 종류의 리셉터에 작용하는 것이 바람직하다고 할 수 있다(그림 5-4).

물론 몇 종류의 약을 병용하는 방법도 있겠으나, 무턱대고 많은 종류의 약을 복용하는 것도 고려할 문제이고, 또 병용함으로써 뜻하지 않은 부작용이 나타날 염려도 있으므로 가능하면 한 종류의 약으로 많은 리셉터에 다면적으로 작용하는 것이 바람직하다. 즉, 마스터키와 같은 치료약이 좋다고 본다.

앞에서도 설명했듯이 현재 사용하고 있는 약 가운데 강력한 작용이 있는 것은 어느 것이나 리셉터에 작용하므로 리셉터 치료약이 앞으로 뇌 치료약의 주류를 이룰 것이다.

6장
뇌검사: 검사로 뇌의 어떤 것을 알 수 있는가

이 장에서는
뇌에 관한
대표적인 임상 검사법을 요약, 설명한다.
현재까지
수십 년간에 걸친
검사 방법의 진보는
눈부신 바가 있으며,
CT의 개발을
그 효시라고 할 수 있다.

71. 지능검사: 왕년에는 천재, 지금은 범재

'지능이란 판단력이다'란 철학자인 야스퍼스의 말이다. 지능은 분명히 뇌의 작용을 나타내는 것이나, '지능이란 무엇인가'라는 물음은 간단한 것 같지만 복잡한 문제이다. 인간의 지능을 나타내는 것으로서 IQ(지능지수)라는 것이 널리 알려져 있다. 프랑스 사람인 비네(Binet)에 의해 고안된 지능지수는 아동의 연령 단계에 상응하는 문제를 설정하여 어느 정도의 단계의 문제를 올바르게 해답하는가에 따라 지능을 측정한다.

테스트에서 얻어진 지능연령을 실제의 생활연령으로 나눈 것이며, 그 테스트를 실시한 연령보다 어느 정도 발달하여 있는가를 나타내는 것이다.

$$IQ = \frac{지능연령}{생활연령} \times 100$$

단, 생활연령은 대체로 15~16세까지로 하고 있다. 그 이유는 지능발달은 14세경까지가 현저하고 그 이후는 완만해지고 18세 전후에서 정점을 이르기 때문에 그와 같이 정해져 있다. 따라서 뇌의 질병이나 외상 등으로 그 후의 지적 능력에 발달이 없으면 IQ는 저하하게 된다.

예를 들면 5세인 아이의 IQ가 150이라고 해도, 그것은 7세 반의 지적 연령에 불과하다. 그 상태로 발달이 정지되면 7세 반에서 IQ=100으로 보통사람, 15세에서는 IQ=50으로 정신발달 지체(이른바 정신박약)가 되어 버린다.

현재 IQ가 나타내는 것이 절대값이 아니고 일정한 연령 집단에서 개인의 지적 발달의 상대적 위치를 나타내는 것으로 편차값 IQ로서 나타내는 일이 많다. 이 IQ는 보통 16세 이상의

6장 뇌검사: 검사로 노의 어떤 것을 알 수 있는가 159

성인에게는 웨스크러성인지능 스케일(WAIS)이라는 것이 적용된다. 이것은 지식이나 계산능력 등을 조사하는 언어성 검사와 나무 쌓기 놀이나 그림완성 등을 하는 동작성 검사로 구분된다.

일반적으로 전자의 득점에 비해 후자의 득점이 낮은 경우에는 어떤 기질적(器質的) 뇌 장애(뇌종양, 뇌외상, 뇌졸중, 치매증 등)를 반영하는 것으로 보고 있다. 치매란 기질적 뇌 장애에 의해 발달한 지뇌(知腦)가 후천적, 지속적으로 저하하는 상태를 말한다. 치매환자에서는 기억력의 저하를 볼 수 있으나 초기 단계에서는 그러한 증상은 필연적으로 나타날 수 있다고 볼 수 없으므로, WAIS의 항목분석이나 몇 가지 검사를 병행하여 실시하는 방법도 중요하다. 소아용으로도 마찬가지 검사 방법이 고안되어 있다. 이러한 검사 방법은 정상인 또는 시력, 청력, 언어 등의 장애가 없는 사람에게도 가능하다. 어떤 장애로 인해 이런 검사를 적용할 수 없는 사람에 대한 각종 검사법도 고안되어 있다.

IQ라는 것은 이들 검사에서 나타난 지적 능력을 가리키는 것이며, 결코 그 사람의 모든 지적 능력을 나타내는 것은 아니고 그대로 순조롭게 증가되는 것만은 아니라는 것은 자주 경험하는 사실이다. 끊임없는 노력이 중요하다는 이유일 것이다.

72. 성격검사: 검사로 사람의 마음을 알 수 있을까

심리검사라는 몇 가지의 검사가 있다(지능검사도 이 분류에 속한다). 야다베-길퍼드(知田部-Guilford) 성격검사(Y-G검사)라든지 미네소타 다면 인격검사(MMPI)와 같은 성격검사, 회화, 욕구불만 테스트와 같이 욕구불만의 장면을 그린 것에 대한 반응을 보고 욕구불만 상태를 평가하거나 잠재적 의식을 추정하려는 검사 등이 있다.

또한 로르샤흐(Rorschach) 검사라는 것도 이러한 잠재의식을 이해하기 위한 검사로서 정신과 영역에서는 자주 이용된다. 또한 울증의 정도를 환자가 질문에 답하여 자기평가 하는 검사도 있다. 그러나 이러한 검사로 사람의 모든 성격이나 인격, 잠재의식을 알 수 있을 정도로 인간은 단순한 존재가 아니다. 검사를 받은 범위 내에서 그 사람에 대한 성격 등의 이해에 도움이 된다는 정도로 생각하면 좋다.

자동차 면허의 갱신 시에 일종의 성격검사를 실시하는 경우가 있는데, 자기는 쉽게 화내는 성격이라는 평을 이해하고 인정해서 운전할 때 사소한 일로 안절부절 하지 않도록 마음을 쓴다면 그것은 유용한 검사의 이용 방법이라고 할 수 있다.

컴퓨터를 이용하여 사람의 마음을 읽을 수 있을까? 현재로서는 불가능하다. 살인을 부인하는 범인에게 거짓말 탐지기를 사용하여 거짓말을 알아낼 수 있을까?

사람이 긴장 상태에 이르면 자율신경의 기능이 항진한다. 길을 걷다가 갑자기 나타나서 금방이라도 덤벼들 것 같은 상황이 그러한 한 예이다. 그 결과 호흡이나 맥박이 빨라지고 입이 마르고 손에 땀이 나고 전신이 떨리며 혈압이 높아지는 상태에 이른다. 보통 사람이라면 꺼림칙한 일이나 거짓말을 숨기려면 이러한 긴장 상태가 될 것이다.

심전도나 근전도, 호흡 상태, 혈압계, 피부저항 측정 장치(발한 상태가 되면 피부의 전기저항이 높아진다) 등(이러한 여러 종류의 생리학적 장치를 사용하여 복수의 생리현상을 동시에 연속적으로 기록하는 장치를 폴리그래프라고 한다)을 몸에 대고 여러 가지 질문에 대한 자율신경계의 반응을 감시함으로써 거짓말을 하고 있는가, 아닌가를 폴리그래프(이른바 거짓말 탐지기)에 의해 감지할 수 있다. 그러나 이것으로는 사람의 마음속까지 알 수 없다. 장래에도 사람의 마음을 판독하는 기계는 출현할 수 없을 것이다.

73. 척수액검사: 뇌척수액(척수액)의 풀에 뜬 뇌

두개골 속에 뇌가 들어 있는데, 뇌는 수막이라는 막에 싸여 두개골 속에 들어 있다. 이 뇌막과 뇌 사이에는 척수액이라고 부르는 무색투명한 액체가 존재한다. 이 액체는 뇌실 내의 맥락총에서 주로 생산된다. 여기서 생산된 척수액은 척수 쪽으로 이동하여 다시 뇌 쪽으로 되돌아오는 순환을 한다. 그리고 대뇌 표면에 있는 거미막 융모에서 흡수되어 정맥 내로 들어간다.

이 척수액은 성인에는 약 125~150㎖의 양이 있으며, 하루에 500~600㎖가 생산된다고 한다. 이 척수액의 역할은 첫째로 1㎏ 이상이라는 무거운 뇌를 부유시켜 그 중량을 경감시키는데 있다고 여겨진다. 또한 두개골과 함께 외부의 힘에 대해 쿠션처럼 뇌를 보호하는 것도 중요한 역할이다.

이와 같이 척수액은 뇌에서 생산되어 뇌의 주위에 존재하므로 뇌에서 자유롭게 흐르고 전신에서는 척수액 내로 침입한 것이나 이행한 것이 많다. 그 때문에 척수액을 채취하여 조사하는 것은 질병에 따라서는 대단히 중요하다. 척수액은 보통 허리 부분에 해당하는 척추에 주사하여 채취하는데, 그 이유는 이 부위에는 척수 자체는 존재하지 않고 척수에서 신장한 신경근이라는 신경이 있으므로 척수를 상하지 않고 안전하게 검사할 수 있기 때문이다.

척수액 검사는 세균이나 바이러스나 진균(곰팡이)이 척수액이나 뇌로 침입하여 일으키는 수막염, 뇌염의 진단과 치료에는 필수 불가결한 검사이다. 이때 정상이면 척수액 중에는 백혈구가 거의 함유되어 있지 않으나, 이상이면 다수의 백혈구가 출현하여 혼탁하다. 심한 경우에는 우유처럼 희고 탁하게 되는 경우도 있다.

이런 뇌척수막염인 경우에는 이들 침입체를 현미경 하에서 확인하는 것도 치료 상에서는 대단히 중요하다. 그밖에 거미막하 출혈이 의심스러우면 척수액을 채취하여 출혈을 확인하고 진단하는 일도 있어서 중요하다.

척수액에는 뇌에서 생산돼 떠다니는 물질이 많이 함유되어 있다. 예를 들면 파킨슨병 환자의 뇌 속에는 도파민이란 물질이 저하된다는 것이 알려져 있는데, 이 도파민이 저하하면 그 대사산물인 호모비닐린산도 저하한다.

파킨슨병환자의 척수액에서도 호모바닐린산의 저하가 확인되고 있다(도파민은 극소량이므로 측정이 어려워서 보통 측정하지 않는다). 그러나 이러한 측정은 어떤 질환에 대해 특별하지 않으며, 질환의 상태를 생각할 때는 유용하다 해도 진단 치료 상으로 현재에는 별로 유용하지 않다.

74. 혈액, 요검사: 혈액이나 소변검사로 뇌에 관해 알 수 있는가

혈액은 뇌신경세포와 직접 접하고 있지 않다. 혈액 뇌관문이라고 부르는 메커니즘이 있어, 혈액 중의 모든 물질이 뇌신경세포에 유입하는 것은 아니다. 한편, 뇌에서 생산하여 배출되는 것은 척수액을 경유하므로 혈액 중에 나타난다. 그러나 뇌에만 존재하는 물질은 그리 많지 않으며 대부분의 물질은 뇌 이외의 부위에 존재한다.

그러므로 뇌 속에서 변화하는 물질이 혈액 중의 변화로서 반영되는 비율은 대단히 적다. 예를 들면 뇌에서 중요한 역할을 하고 있는 도파민이나 그 대사물인 호모바닐린산은 뇌 이상으로 혈액 중에 대량으로 존재한다. 도파민은 부신수질에서 생산되기 때문이다. 그러므로 대뇌기저핵에서 도파민이 저하하는 파킨슨병 환자는 혈액 중의 도파민이나 호모바닐린산을 측정하여도 정상인과 차이가 없다. 소변검사에서도 혈액검사와 마찬가지 결과가 나온다.

현재까지 파킨슨병이나 알츠하이머(Alzheimer)병 등의 신경계의 난치병 진단에서는 혈액, 소변의 특이적인 변화를 발견하지 못했다. 그러나 뇌의 변화를 반영하는 물질이 혈액이나 소변 중에 존재하지 않을까 하여 현재도 다양한 연구가 이루어지며, 장래에는 현재 난치병으로 다루어지는 이러한 질환을 보다 상세하게 병태나 원인이 해명되어 혈액, 소변검사로도 진단이 될 것이라고 여겨진다.

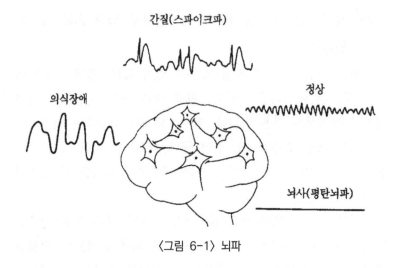

〈그림 6-1〉 뇌파

75. 뇌파검사: 뇌파는 무엇을 말하는가

CT주사(走査)검사가 행하기 전까지는 머리를 다쳤거나 타박을 입은 환자가 병원에 와서 '선생님, 뇌파를 봐 주실 수 있겠습니까'하는 광경을 흔히 볼 수 있었다. 이 정도로 뇌파검사는 일반 사람들에게 잘 알려진 검사인데 뇌파로 도대체 무엇을 알 수 있을까?

뇌파는 1929년에 독일인 한스 베르거(H. Berger)라는 사람에 의해 발견되었다. 뇌파는 보통 두피 위에 전극을 놓고 거기에서 뇌신경세포에서 생기는 전기활동을 검출하여 약 100만 배로 증폭한 것을 기록한다. 따라서 뇌파는 다수의 신경세포활동의 총화를 나타내고 있는 셈이 된다. 현재 문제가 되고 있는 뇌사의 판정에 뇌파가 평단화 되는 조건이 필요한데, 이것은 뇌의 기능이 완전히 소실된 것을 확인하기 위해서이다.

이렇게 뇌파는 뇌의 동적 기능을 반영하는 검사로서 가장 유용한 것이다. 정상인이 눈을 감은 안정 상태에서 뇌파는 8~12Hz의 sin파에 가까운 활동이 나타난다. 수면이나 의식 상태에 따라 이 파동은 변화하므로 이들 상태의 평가나 진단에 자주 이용된다.

그러나 의학적으로 가장 이용가치가 높은 질환은 간질이다. 사실상 뇌파 연구는 간질 연구와 함께 발전하였다. 간질은 뇌신경이 과잉의 전기방전을 일으킬 때 생기는 경련이나 의식장애 등의 여러 가지 정신신경계의 증상이 되풀이하여 일으키는 것이다. 이들 증상을 반복하는 환자는 뇌파에 이상이 인정되면 간질로 판단하고 치료가 시작된다. 그리고 증상 및 뇌파의 개선을 지침으로 사람에 따라 치료가 계속되었다(그림 6-1).

76. 뇌유발 전위검사: 신체 외부에서 자극하여 뇌의 반응을 검사한다

인간은 항상 여러 가지 정보를 주위에서 받아들이면서 일상생활을 영위한다. 그 정보에는 시각, 청각, 촉각 등으로 대표되는 여러 가지 지각이 있다. 이것들은 눈, 귀, 수족 등에서 들어온 자극이 말초신경에 전달하고 뇌 속에서 다시 몇 가지 신경세포(신경핵이라고 한다)를 경유하여 대뇌피질에 전달한다. 이때 비로소 유효한 정보가 된다.

이와 같이 말초신경에서 몇 가지 신경핵을 중계하여 정보가 전해지는 과정에서 신경핵은 차례차례로 전기적 흥분을 나타낸다. 이 전기적 흥분은 뇌파와 마찬가지로 이론상에선 두개골의 표면에 장치한 전극에서 검출되는 것이지만, 실제로 흥분은 끊임없이 생기므로 평균화되어 뇌파계로는 검출될 수 없고 그 검

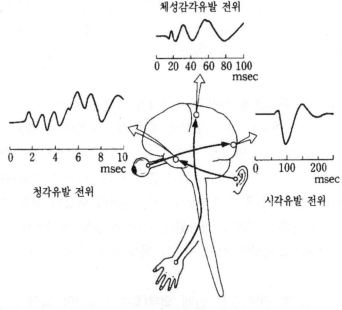

체성감각유발 전위

0 20 40 60 80 100
msec

0   2   4   6   8   10
msec

청각유발 전위

0   100   200
msec

시각유발 전위

〈그림 6-2〉 뇌유발 전위

출에는 컴퓨터의 도움이 필요하다.

우선 일정한 지각자극(빛, 소리, 말초신경으로부터의 전기 자극 등)을 주고 두피 표면에 장치한 전극에서 얻어지는 미약한 전위변화를 여러 번 가산하면, 비로소 분명한 전위변화로서 검출할 수 있다. 이것이 유발 전위이다.

이것은 주어진 자극에 따라 빛에서는 시각유발 전위, 소리에서는 청각유발 전위, 통각에서는 체성감각유발 전위라고 부른다. 예를 들면 시각유발 전위에 있어서 섬광자극이나 텔레비전으로 어떤 모형의 자극을 가하면 망막에서 시신경을 경유하여 중계하는 신경핵인 외측슬상체를 경유하여 후두엽에 자극이 도달한다. 시각유발 전위는 이 경로에 이상이 있으면 그 이상에 해당하는 부위에 전기적 변화가 생기므로 이상 부의의 상정(想定)이 가능하다(그림 6-2).

현재 일본에서 사회문제인 뇌사에 대한 진단 기준 중에는 청각유발 전위(청성뇌간유발 전위)에서 무반응이라고 하는 항목을 채용하는데, 이것은 생명 기능과 깊은 관계가 있는 뇌간부의 기능을 다른 감각으로 평가할 수 있는 검사이기 때문이다.

77. 뇌혈관 조영검사: 뇌의 혈관을 검사한다

'최근에 건망증이 심해졌습니다. 선생님, 뇌동맥경화가 진행된 것일까요?' 같은 대화는 병원에서 흔히 듣게 된다. 이 환자의 이야기 배경에는 뇌동맥경화 때문에 뇌의 혈액순환이 나빠져서 건망증이 생기지 않았을까 하고 생각하는 것으로 보여진다.

이 뇌동맥경화증의 진단은 간단하지 않다. 뇌 이외의 체내혈관의 동맥경화와 뇌내혈관의 동맥경화는 반드시 평행하다고 볼 수 없다. 뇌로 들어가는 혈관은 2개의 내경동맥과 2개의 추골동맥이 있고 뇌에서 다시 2개의 총경정맥을 경유하여 심장으로 되돌아간다(〈그림 1-18〉 참조). 이들 혈관은 조영제(造影劑)를 동맥 내에 주입함으로써 그 형태를 관찰할 수 있다.

이 검사는 포르투갈 군의관 모니스(Moniz) 장군[그는 정신분열증환자에게 백질절제법(이른바 Lobotomie)이란 치료법을 고안하였으나, 이 방법은 현재 실시하지 않는다]이 개발한 것으로 그는 1949년 노벨상을 받았다.

이 검사는 보통 대퇴동맥을 경유하거나 경동맥에서 직접 조영제를 주입하여 두부의 혈관을 조사한다. 혈관의 형태나 위치에 이상이 없는지, 좁아져 있지 않은지, 막혀 있지 않은지를 검

사하는 것이다. 뇌동맥류의 부위확인이나 뇌종양의 검사에는
필수적인 검사이다. 이 단계에서 내경동맥 등 비교적 큰 동맥
에서 동맥경화의 정도를 판단할 수 있다.

그러나 동맥경화의 정도를 검사하는 것만으로 이러한 혈관
조영을 시행하기에는 위험이 크므로 보통은 시행하지 않는다.
경동맥의 동맥경화 정도를 검사하기 위해서 초음파진단법 등
무침습적(無侵襲的)인 검사법이 개발되고 있다.

78. 뇌혈류검사: 뇌의 혈액순환이 나쁘면 노망하는가

다음으로 뇌의 혈류 상태를 검사하기 위해 여러 가지 방법을
시도하고 있다. Xe(제논)이란 방사성물질을 내경동맥에 주사하
거나 폐에서 흡수시켜 뇌의 동맥으로 이동하여 분포하는 속도
나 양을 측정 계산하는 방법으로 뇌혈류량을 검사하였다. 그러
나 이 검사법으로는 뇌의 깊은 곳의 혈류량을 측정하는 것은
신뢰성이 떨어진다.

최근에는 123I-IMP든가 99mTc-PAO라는 방사성물질을 정
맥 내에 주사하여 이 물질이 뇌 속에서의 분포를 검사함으로써
혈류의 동태를 검사하는 것이 가능해졌다(이 검사를 Singlphoton
Emission CT: SPECT라고 부른다). 이 검사법으로는 혈류의 절대
량 측정은 어려우나, 혈류 분포를 3차원적으로 표시할 수 있는
이점이 있어 시각적인 이해가 용이하게 되어 있다(그림 6-3).

포지트론에미션(Positron Emission) 단층촬영(PET)이라고 부
르는 검사가 최근 몇몇 시설에서 연구적으로 실시되고 있다.
이것은 양성자 붕괴핵종을 여러 가지 물질(글루코오스나 약제
등)에 결합시킨 것을 혈관 내에 투여하여 뇌에서의 분포를 측

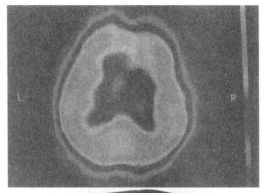

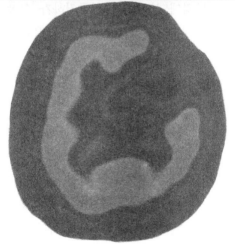

〈그림 6-3〉 SPECT 검사

위 그림은 의욕저하가 현저한 진행성 핵상성 마비환자이다. 대뇌의 우전방의 부분(우 전두엽)에 혈류의 저하부위가 있다. 아래 그림은 우 내경동맥의 폐색이 있고, 우 전두엽 측두엽의 현저한 혈류저하가 있다. 희게 둘러싸인 내부의 혈류가 가장 많다정하는 것이다. 이 물질의 제조에는 사이클로트론(Cyclotron)이라는 일종의 원자로가 필요하므로 검사할 수 있는 시설은 한정되어 있다.

PET는 SPECT와는 달리, 여러 가지 물질의 뇌 속의 대사를 검사할 수 있다. 예를 들면 글루코오스와 결합한 물질을 투여함으로써 뇌 속에서 당분의 대사속도, 혈류 등의 측정이 가능하다. 알츠하이머형 환자(Alzheimer)에는 전두엽, 측두엽, 후두엽의 혈류 및 대사감소가 현저하나, 증상의 개시 시기에는 측두엽과 두정엽의 경계 부근에서 혈류저하가 시작되는 것을 볼 수 있고 병리조직에서도 그러한 현상에 대응한 변화가 인정되고 있다. 혈류저하는 이런 경우의 결과로 생긴 것이다.

울증은 전두엽과 측두엽의 경계부근에서 혈류저하가 시작되는 것이 알려져 있다. 간질환자가 간질발작이 없을 때는 병소 부위의 당 대사가 저하하여 있으나 발작출현 시기에는 당 대사가 항진하고 있는 것이 확인되어 있다.

또한 약제를 결합시킨 물질을 투여하면 그 약이 작용하는 부위에 물질이 집결하는 것으로 약의 작용부위를 시각적으로 관찰할 수 있게 되었다. 약의 결합부위는 수용체로 부르나 정신분열증 환자나 파킨슨병 환자의 변화 유무 등도 현재 연구되고 있어 질환의 상태 해명에 기여하고 있다(그림 6-3).

79. CT검사, MRI검사: 뇌를 신체 외부로부터 보면

두개골을 개방하지 않고 뇌 속의 상태를 알려고 하는 것은 뇌신경계의 질환을 진료하고 있는 의사라면 누구나 염원하였다. 이 꿈이 실현된 것은 1975년 영국의 하운스필드(Houns

Field)라는 사람이 처음으로 컴퓨터 단층사진(보통은 CT 또는 CT-스캔이라고 약칭한다)을 개발한 이후부터였다.

일본에는 약 7,000대의 CT가 있다고 하며, 미국에 이어 세계 2위의 보유 대수이다. 하운스필드와 같은 시기에 미국에서도 같은 장치의 원리를 연구한 코맥(Cormack)의 두 사람은 1979년 노벨생리의학학상을 함께 받았다. 그만큼 이 검사기계는 현대 의료에 획기적인 공헌을 하였다.

이 기계는 머리나 신체의 단면을 360°의 각도에서 X선 사진을 촬영하고 그것을 컴퓨터로 합성하는 것이다. 뇌 속이나 뇌에 접한 부위의 질병 발견에 대단히 유용하다. 뇌종양이나 뇌내출혈의 진단에는 가장 효과적으로 사용할 수 있는 기계이다.

또한 뇌의 혈관이 막히는 뇌경색의 진단에도 유용하나, 이 경우에는 질환이 시작되어 1~2주간이 경과하지 않으면 CT에는 변화가 나타나지 않는다. 그러므로 이상 유무를 조기에 알기 위해서 조영제를 점적하는 CT검사가 흔히 실시된다. 진행한 노년치매로 사망한 환자의 뇌에서는 뇌 위축을 인정할 수 있으나, CT검사로도 생전에 분명히 알 수 있다.

그러나 CT상의 위축이 있다고 해서 치매의 진단을 내릴 수 없다. 정상인은 지적 능력과 뇌 위축과는 병행적인 관계가 없다. 또한 장래에 치매가 될지를 예언하는 것은 CT 및 핵자기공명장치(NMR) 검사로는 할 수 없다.

CT 출현 이후 뇌의 형태는 잘 알게 되었으나, CT검사의 약점은 소뇌나 뇌간 같은 부위의 해상력이 약하다는 것이다. 이들 부위는 뼈가 접하고 있어 깨끗한 화상을 얻기 어렵다.

근래에 출현한 MRI검사는 신체를 강력한 자기장 내에 놓고 일종의 전자기파를 원하는 부위에 조사(照射)하고 그 전자기파를 받은 수소 원자의 반응을 검출함으로써 뇌 속의 수소 원자상을 중심으로 한 화상을 컴퓨터 처리에 의해 얻는 것이다. 이 검사는 뼈의 영향을 받는 일이 적기 때문에 CT보다는 소뇌 뇌간부의 화상이 보다 상세하다(〈그림 6-4〉의 A). CT로서는 검출 불능한 소경색소(小梗塞巢)의 검출이 가능하다(〈그림 6-4〉의 B).

또한 임의의 각도에서 본 단층사진을 볼 수 있으므로 질환부위의 확인이 보다 쉬워졌다. CT검사는 뇌경색의 초기에는 병소(病巢) 검출이 어려우나, MRI는 초기부터 검출이 가능하다. 고자기장이 얻어지는 MRI로서는 수소 원자 이외의 원자 상태를 검사할 수 있으므로, 뇌 속에서 그들 원자분포의 관찰이 가능하다. 이 MRI검사도 병소 속으로 들어가기 용이한 조영제가 개발되었으며, 이것을 혈관 내에 투여하여 검사함으로써 뇌종양이나 뇌경색의 진단을 쉽게 할 수 있다.

MRI는 뇌뿐만 아니라 척수의 상태도 관찰할 수 있으므로 추간판 헤르니아 등의 진단도 안전하게 수행할 수 있게 되었다.

CT, MRI를 비롯한 뇌신경계에 대한 화면진단의 진보는 컴퓨터 기술의 진보와 더불어 앞으로도 더욱 성능이 향상될 것을 기대한다.

80. 뇌를 꺼내어 조사한다

신경세포 자체는 한번 사멸하면 재생할 수 없다. 따라서 뇌의 질환을 진단할 때, 뇌의 신경세포를 꺼내 보는 것은 일반적으로 하고 있지 않다. 그러나 진단을 내릴 수 없는 뇌종양의 의심이 있는 경우엔 시험적으로 머리를 열어 뇌의 일부를 절취

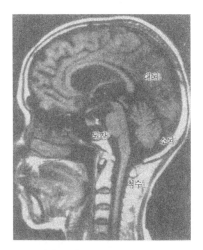

(A) 뇌척수의 측면단층상

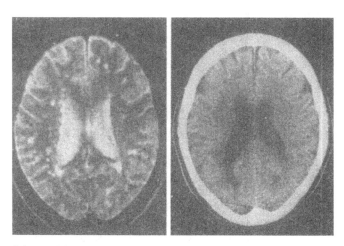

(B) CT검사(우)로 아무 이상도 인정할 수 없어도 MRI검사(좌)
로는 작은 뇌경색상(희고 둥근, 여러 개 보이는 소반점)이 발견
되었다(같은 사람의 CT와 MRI의 대뇌 수평단면)
〈그림 6-4〉 CT와 MRI검사

하여 병리조직검사를 하고 수술이 필요할 경우에 적출하는 방법은 뇌외과에서 시행하고 있다.

미국 등에서는 진단을 내리기 어려운 뇌염, 뇌증 등은 병소 부위의 극소부를 절취하여 검사하는 경우(뇌생검)가 있으나, 다른 나라에서는 뇌외과적 수술에 해당하지 않는 질병에 대해서 그러한 뇌생검은 사회적, 윤리적 문제로 인해 시행되지 않는다.

한편, 뇌 질환으로 사망한 환자의 뇌를 검사하는 것은 대단히 중요한 일이다. 이런 연구는 환자가족의 협력 없이는 성립될 수 없다. 파킨슨병 환자의 뇌에서 도파민이 감소된다는 것을 세계 최초로 발견한 것은 일본의 오사카대학의 고사노(佐野) 교수였으나, 논문이 일본어로 씌어 있으므로 발표는 유럽학자에게 선취권이 넘어갔다.

이 환자의 뇌를 조사함으로써 L-도파요법이 개발되어 환자 치료에 획기적인 공헌을 하고 환자를 위해 유용하게 쓰였다. 뇌의 질환에는 아직도 해명되지 않은 것이 대단히 많다. 그러므로 뇌 속의 물질이나 형태의 변화를 연구하는 일에는 많은 문제가 남아 있다. 이런 종류의 연구에는 어느 정도 이상의 뇌가 필요한데, 그 수를 용이하게 얻을 수 없는 것이 연구의 진보를 저해하는 한 요인이 되고 있다.

미국에서는 헌팅톤무도병이나 파킨슨병 등은 뇌 은행이라는 곳에서 뇌 속의 물질 등의 연구용으로 사망한 환자의 뇌를 수집하여 동결보존하여, 가치가 있다고 인정하는 연구에 대해서는 연구자의 필요에 따라 제공하고 있다. 다른 나라에는 유감스럽게도 그러한 체제는 없다. '범은 죽어서 가죽을 남기고, 사람은 죽어서 이름을 남긴다'고 옛날부터 말하고 있으나, 질병의 원인

이나 치료법이 해명되어 있지 않은 뇌신경계의 질병에 있어서
는 사후에 뇌신경계의 장기를 연구자에게 제공하는 것은 이름
을 남기는 것 못지않게 중요하고 귀한 행위라고 할 수 있다.

7장 뇌질환

정신과 외래 환자수는
해마다 증가하는 추세이다.
이러한 현상은
우리를 둘러싼 심리적 스트레스 환경의
증가와 관계가 있다.
여기에서 다루는
정신질환은
정신과 의사가 일상 진료에서
흔히 마주치는 것이며
뇌의 화학물질과 관계있는 질환부터
성격과 관련이 있는 것까지 다채롭다.
어쨌든
스트레스를 적절히 조절해 가는 각자의 대책이
필요한 시대인 것 같다.

81. 정신분열증: 자기의 상실

온순하고 조용한 청년인 A 군은 작년 봄에 대학을 졸업하고 고향에서 은행에 취직하였다. 은행 관례에 따라 신입행원의 3박 4일의 합숙에서 생전 처음으로 타인과 공동생활을 체험하였다. 긴장한 탓인지 위장의 상태가 좋지 않고 자신의 항문에서 냄새가 나는 것같이 여겨졌다. 그래서인지 동료들의 태도도 서먹서먹하고 자기를 피하고 있는 것같이 느껴졌다. 동료들이 모여 웃으면서 이야기하고 있는 것도 자기의 냄새에 대해 말하는 것이 틀림없다고 확신하기에 이르렀다.

합숙이 끝나고 직장에 돌아와도 집중이 되지 않고 일의 능률도 떨어졌다. 밤에도 잠을 이루지 못하는 날이 계속되더니, 100만 원이라고 적어야 하는 것을 1,000만 원이라고 적는 등의 실수가 잦았다. 가족과의 대화도 두절하고 자주 방에 혼자 있었다.

그러던 중 '자기의 생각이 여러 사람에게 알려져 자기에 관한 이야기가 텔레비전에서 방영된다', '큰 조직이 자기를 말살하려고 도청기를 장치하거나, 비디오 카메라로 감시하고 있다'고 하면서 흥분 상태가 되었기 때문에 부모를 따라 정신과를 찾았다.

정신분열증은 청년기에 나타나는 대표적인 정신질환이다. 진학이나 취직 등 새로운 생활을 시작할 때 발증하는 사례가 많다. A군의 경우와 같이, 자기 자신과 사회를 포함한 타인과의 정신적 경계인 자아의 붕괴로 자신의 일부가 외부로 새어나가거나(자아누설), 자기 생각이 외부로 전해지거나(사고전파), 자아장애 등 여러 증상이 나타나기 쉽다.

또한 다른 사람의 언행을 자기와 관련시켜 피해를 당한다고 생각하거나 망상적으로 해석하기도 한다. 망상은 보통 외부에서 자기의 내부로 침입하는 형태를 띠고 본인의 강한 확신이 뒤따르므로 정정하기 불가능하다.

정신분열증이 갖는 또 하나의 측면은 외부와의 교류를 끊고 폐쇄적인 생활을 하는 점이다. 그리고 공허한 표정으로 나태한 생활을 이어가는 유형도 있다. 이러한 유형은 병의 초기임을 알지 못하고 몇 년 동안이나 방치되는 경우도 있다. 사실, A군이 정신과 의사를 찾은 것도 발병 후 약 1년 반이 지난 시점이었다.

82. 울증: 멜랑콜리

B 씨는 52세의 온후한 신사로서 그의 건실한 사무능력과 부하에 대한 보살핌과 친절은 높이 평가되어, 오랫동안 정들었던 도회지에서 어느 지방 도시의 지점장으로 전출되었다. 부임 후에는 정열적으로 일을 척척 처리하였으나, 무슨 일이든 자신이 처리하지 않으면 마음이 놓이지 않는 성격 탓에 다른 사람에게 맡기지 않았다. 2개월이 지난 후에는 어쩔 수 없이 피로를 느꼈다.

어쩐지 몸이 노곤하고 의욕이 생기지 않았다. 쓸데없이 아침 일찍 깨어나서 잠들지 못했다. 그렇다고 기분 좋게 기상할 수도 없었다. 밥맛도 없고 식욕도 생기지 않았다. 특히 오전 중에는 회사에 출근하지만 다른 사람들의 눈에도 활기가 없고 침울한 것같이 보였다.

그럼에도 불구하고 책임감이 강한 B 씨는 일을 계속하였으나 점점 안절부절 못하고 서류도 관심이 없어지며, 담배 피우는 횟수가 엄청나게 늘어났다. 연일 계속되는 바쁜 스케줄 속에서, 드디어 B씨의 머릿속은 자기의 무능력, 열등감, 장래에 대한 비관으로 혼란스러워 자살까지 생각하기 시작하였다. 걱정한 나머지 부인의 부축을 받아 정신과를 찾아가기로 결심하였다.

울증은 최근에 많이 증가했으며 특히 중고령자의 자살 원인이 되기 쉽다. B 씨 같은 유능하고 집착 성격의 중간 관리직 남성에서 흔히 볼 수 있는 특징이 있다. 이것은 직장에서의 책임이나 스트레스 강도와도 관계가 있다.

증상으로는 우울, 비애감, 안절부절 못하는 느낌, 의욕저하, 자책, 열등감 등의 정신증상에 수반하여 불면증(전형적인 것은 조기각성형), 식욕저하, 체중감소, 두통 등 같은 신체증상이 중심이 되는 경우도 있다. 발병의 동기는 여러 가지이며, 승진, 전근, 전거, 신축 등 주위에서 보기에는 오히려 축하할 일들이 계기가 되는 경우도 있다.

울증치료는 신체질병의 치료와 마찬가지로 휴식이 첫째이고, 적당한 항울증약에 의한 약물치료도 대단히 유효하며, 후유증 없이 완치되는 경우가 많다. B 씨도 약 3개월의 휴양 후 원래의 지점장으로 복귀하여 현재도 활약하고 있다. 단, '근무량을 절제하고 맡길 수 있는 일은 부하에게 맡긴다'는 충고를 지키면서.

83. 조증: 기운이 넘치는 병

C 부인(40세)은 길고 어두운 '울증'의 터널을 겨우 빠져나와 모처럼 상쾌한 아침을 맞이하였다. 어쩐지 활기 있는 마음의

상쾌감, 무엇이든지 뜻하는 대로 이루어질 것 같은 충실감, 그리고 무엇보다도 괴로웠던 '울증'으로부터 회복한 행복감에 충만되어 있었다.

C 부인은 이제까지 남편이나 아이들에게 끼친 괴로움을 회복하려고 가사에도 힘쓰는 한편, 예전부터 하고 싶었던 승마구락부에도 입회하였다. 이상하게도 3~4시간의 수면으로도 피로를 느끼지 않는 날이 계속되었다. 그런데 1개월이 지날 때쯤부터 남편이 보아도 말이 너무 많고 화제를 비약하거나 산만하며, 하찮은 일에도 화를 내거나 우는 등 불안정한 상태를 보였다. 그뿐만 아니라 이탈 행위도 나타나 심야에 친구들에게 전화를 하거나, 카드로 고가품을 무계획적으로 사기도 하고, 아이들의 교육 문제로 학교 교무실에서 떠들어대는 일도 생기기 시작하였다.

이러한 사회적인 문제를 걱정한 남편은 '아무 이상 없다'는 C 부인을 억지로 데리고 정신과를 찾았다.

조(躁)증은 먼저 말한 울증과는 반대로 상쾌한 기분과 강한 의욕의 항진이 생기는 병으로서 C 부인의 경우와 같이, 같은 환자가 조와 울의 양쪽 증상을 반복하는 경우도 있다(순환성 조울증). 경미할 때는 유쾌하고 신체상태도 좋으므로 전혀 문제가 없으나, 심해지면 말이나 동작이 많아지고 사소한 일로 자극을 받아 화를 내기 쉬운 상태가 된다. 그리고 과대하게 만능감을 가지며, 낭비나 안하무인의 행동을 한다.

최근같이 카드로 돈을 빌리거나 물건을 살 수 있는 사회에서는 낭비도 수백만 원 정도는 흔히 볼 수 있어, 조증이 회복된 다음에 본인이나 가족에게 큰 부담이 되는 경우도 있다. 또한 조증이 최고조에 이르면 환각이나 망상도 생겨 착란상태에 빠지기도 한다.

앞에서 말한 울증과 같이 조증도 완치되지만 주위에 폐를 끼치는 것은 물론, 환자의 사회적 신용이 떨어질 수도 있으므로 조기치료가 바람직하다. 그러나 조증은 환자가 병에 대한 자각이 적으므로 치료 도입에는 강제적인 방법은 피하고 신중을 기해야 한다.

84. 공포증: 불안의 폭풍우

D 부인은 31세의 주부로서 명랑하고 활달한 반면, 결벽한 이상주의자이며 '어떻게 하면 다른 사람을 위해 살 수 있으며 보다 멋있게 죽을 수 있을까'를 추구할 목적으로 철학이나 종교에 관한 책을 오래 전부터 보고 있었다. 어느 때 정전 때문에 엘리베이터 속에 몇 분간 갇히는 사고를 당해 말할 수 없는 공포감을 느꼈다. 심장은 고동치고 온 몸은 땀으로 듬뿍 젖고 목이 말라 숨이 막히는 것 같은 죽음의 공포 때문에 수분간이 몇 시간이나 되는 것같이 느껴졌다.

이 경험 이후부터 엘리베이터는 물론이고 탈것이나 방안에 혼자 있어도 같은 불안의 '발작'을 일으키게 되었다. 언제나 공포체험이 머리에서 떠나지 않았다. 무엇을 하고 있어도 '똑같은 불안이 닥쳐온다'는 생각이 머릿속에 떠올라 즐겁지 않고 기분도 좋지 않았다.

그러나 아무도 자기의 고통을 이해해 주지 않고 '흔히 있는 일', '마음먹기'라고 위로해 주는 것도 불만이다. 이러한 사정 때문에 자신이 정신과를 찾았다.

불안의 병은 여러 가지로 모양을 바꾸어 환자를 괴롭힌다. 보통은 걷잡을 수 없는 막연한 정신의학적인 의미의 불안이 폭풍우같이 내습하여, 사람의 의지로는 통제할 수 없는 자율신경계를 통해 신체 밖으로 표출된다. D 부인의 경우같이, 동계(動悸), 발한, 구갈(口渴), 호흡곤란 등의 발작증상이 나타난다(불안발작).

이때 죽음의 공포나 발광의 공포가 수반하는 경우가 많다. 불안의 대상이 특정한 것으로 한정되면 공포증이라고 한다. 예를 들면 대상이 특정한 장면으로 한정할 경우 고소공포, 폐소공포, 외출공포 등이 있고 특정한 것으로 한정할 경우 동물공포, 대인공포 등으로 나타난다.

D 부인은 폐소공포증이다. 어느 경우든 앞에서 말한 것과 같은 신체, 정신적 증상을 타나내기 쉽고 경과가 오래되면 '불안감이 다시 나타나는 것이 아닌가' 하는 2차적인 불안감(예기불안) 때문에 우울하고 자신 없는 상황에 빠져들어 사회생활면에서 제약도 생기게 된다. 다행히 불안 발작증상에는 항불안약이란 트란킬라이저(Tranquilizer)가 효력이 좋다. 그것을 이용하여 우선 마음의 여유를 되찾는 것이 치료의 요점이다.

85. 강박신경증: 만사를 적당히 처리하고는 견디지 못하는 병

E 씨는 융통성이 없고 꼼꼼한 42세의 회사원이다. 아이 때부터 양친의 엄한 예의범절의 가르침에 영향을 받아 자기 주변의 정리 정돈에는 남달리 신경질적이다. 초등학교 때는 공부를 시작하기 전에 교과서를 더럽히지 않으려고 우선 손을 씻고 책이나 공책을 책상 위에 똑바로 챙겨 놓은 후 연필을 여러 개 곧

게 깎아 놓지 않고서는 공부를 시작하지 않았다.

30세 때쯤부터 외출 시에는 문 잠그기, 소등, 가스 잠그기 등이 마음 쓰여 여러 번 확인하지 않고서는 안심되지 않았다. 3개월 전쯤부터 공장의 합리화에 따라 전기제품 조립의 흐름작업 속도가 20% 정도 빨라져, 부품이 들어 있던 빈 상자를 확인하는 횟수가 특히 많아졌다.

그런데 작업 흐름의 벨트컨베이어는 E 씨에게 사정없이 새로운 부품 상자를 보내온다. 피로에 지친 E 씨는 할 수 없이 회사의 건강 상담실을 찾아갔다. E 씨는 '나는 어떤 일이든 적당히 처리할 수 없는 성질입니다. 약간의 착오가 있어도 그것을 그냥 넘기는 사람의 마음을 알 수 없습니다'라고 말했다.

강박신경증은 자기 자신도 어느 정도는 어리석음을 알면서도 되풀이하여 어떤 일을 생각하거나(강박관념), 어떤 행동을 반복하는(강박행위) 병이다. 그래서 그러한 일을 잊으려고 하면 도리어 그 충동이나 불안감이 강해진다. 보통 강박성격이라고 하여 지나치게 꼼꼼하거나 완벽주의적인 사람에게 발병하기 쉽다.

E 씨의 경우에 여러 가지 일을 확인하지 않고서는 못 배기는 확인 강박이란 증상이 점점 더 심해지면 일상생활이나 근무상의 지장을 초래하는 경우도 있다. 물론, 확인벽은 누구나 경험하는 것이지만 정상심리가 양적으로 확대한 것으로 이해되고 있다.

강박신경증의 그 밖의 증상으로는 손이나 몸에 세균이 묻어 있는 것같이 여겨져 몇 번이고 손을 씻지 않으면 마음이 놓이지 않는 경우(강박세척)이나, 자기 자식을 보고 있으면 '목을 졸라 죽일 것 같다'라는 생각을 여러 번 머리에 떠올리는 경우도

있다. 일을 어느 정도 대충 생각한다는 것은 인간이 건강하다
는 증거인지도 모른다.

86. 히스테리: 무의식의 세계로의 도피

F 양은 23세의 매력적인 미인으로 전문대학 시절에는 미인
대회의 여왕으로 선출된 일도 있다. 화려하고 적극적인 반면,
제멋대로이며 자기중심적인 면도 있어 친구관계에서 충돌도 많
았다.

초등학교 저학년 때 부친의 바람기가 원인이 되어 양친은 이
혼하고 그 무렵에 갑자기 걸을 수 없게 되자 어머니가 걱정하
여 소아과로 데리고 갔는데, 진찰이 끝날 때에는 갑자기 원래
대로 걷게 되었다고 한다. 21세 때, 열렬한 연애결혼을 하고
그 1년 후에는 시부모와 함께 살았다. 그러나 고집 센 시어머
니와의 다툼은 그치지 않고 말다툼을 한 후에는 자주 호흡곤란
의 발작이 일어나거나, 수족이 마비되거나 의식이 몽롱해지는
느낌을 자각한 경험도 있다.

드디어 어느 날 밤, 한 점을 응시한 채 무언, 무동의 상태가
되고 돌연히 집을 뛰쳐나가서 2일 후에는 몇십 킬로미터나 떨
어진 역에서 쓰러져 보호되는 사태에 이르렀다. 진찰실에서 F
양은 '시어머니와 말다툼하고 있는 사이에 말을 할 수 없게 되
고 그 후의 기억은 없습니다. 어떻게, 왜 역에 갔는지도 전혀
모르겠습니다'라고 말했다.

히스테리는 그리스어의 '자궁'을 뜻하는 말에서 유래한 것같
이 여성에게서 압도적으로 많이 볼 수 있으며, 흔히 극적이고
연기적인 뉘앙스가 있다. 의학적으로 말하는 히스테리는 일반

적으로 사용하는 뜻과는 다르며, 갈등처리에 실패하였을 때 그
것으로부터 무의식의 세계로의 도피가 생겨, 의식영역의 협착
(해리증상)이나 신체의 운동, 감각계의 장애(전환증상)를 일으키는
병이다. 그리고 의학적으로 그 원인이 될 수 있는 기초 질환은
발견되지 않았다.

F 양이 일찍이 경험한 보행마비는 전환증상의 전형적인 것이
고 돌발적인 실종이나 기억상실은 대표적인 해리증상으로, 시
어머니와의 고뇌에 찬 생활에서 도피하고 싶다는 상징적인 뜻
을 시사하고 있다. 예를 들면 자신 없는 시험 전날에 갑자기
오른손이 마비되는 소녀, 남편의 부정을 알았을 때부터 소리를
낼 수 없게 된 부인 등은 그러한 범주에 속한다.

히스테리는 꾀병과는 달리 본인의 의지와는 무관하게 증상이
나타나므로 보다 본능적인 방위반응이라고 할 수 있다. 히스테
리의 치료는 이러한 무의식 세계에 매몰된 갈등을 서서히 풀어
나가는 것이 중요하며, 때로는 최면에 의한 치료가 효과를 볼
때도 있다.

87. 심기증: 자신이 병을 만드는 병

G 씨는 수동적이며 신중한 52세의 남성이다. 2세 연상인 그
의 처의 말에 의하면 '우유부단한 성격 때문에 출세 경쟁에서
도 뒤떨어져서', 아내에게 항상 꾸지람을 듣거나 격려를 받기도
하고 무시당하는 연속된 생활로 마음이 언제나 답답한 상태였
다. 다행스럽게도 이제까지 큰 병 없이 건강에는 다소 자신을
갖고 있었다. 약 1년 전의 결산기에 잔업이 계속되자, 돌연히
현기증을 느끼고 인근 의사로부터 '혈압이 좀 높다'는 말을 들

었다.

　그 일로 크게 충격을 받아 가정용 의학책을 사들여 열심히 읽고는 자신이 '고혈압 뇌증'이란 자가진단을 내리고 불치의 병으로 믿어버렸다. 그러나 그 일로 의사를 찾아가도 '정신적인 원인에 크게 작용하니 상태를 두고 보자'는 말로 상대도 하지 않고 집요하게 따지는 G 씨에게 도리어 의사가 역정을 내었다고 한다. G 씨의 불안한 마음과 의료 불신이 쌓여, 여기저기 내과, 내외과, 신경과, 이비인후과를 전전하고, 민간요법의 침, 뜸이나 자연 식품을 시도할 정도로 현기증에 대해 구애받게 되었다.

　심기증은 사소한 신체 상태의 변화나 증상을 중한 병으로 자신이 판단하여, 원인규명이나 치료에 이상할 정도로 집착하거나 노력을 하는 병으로, 앞에서 말한 공포증의 대상이 자신의 신체에 있다고 믿고 있는 것이다. 이른바 암노이로제가 이런 종류의 대표적인 경우이다. 환자는 '이 증상만 없으면 나는 행복한 인생인데'하고 고민하는 것같이 오랜 기간에 걸쳐 억압되고 상처받은 자존심이 굴절된 형태로서 투영되는 경우가 많다.

　더 심한 환자는 사소한 증상(예를 들면 통증)으로 의사에게 외과적 수술을 애원하고 수술 후의 위화감 때문에 악순환에 빠져 비참한 상황에 이르는 경우도 있다. 또한 의사와도 안정된 신뢰관계를 유지할 수 없어 의료시설을 여기저기 찾아다니는 경향도 있다. 심기증환자가 구하는 완전성은 이른바 초건강 상태이므로, 어느 정도에서 부조화를 절충하는가가 치료의 포인트가 된다.

　G 씨는 본의 아니게 정신과를 소개받고 통원을 시작하고 만

3년이 되어 여기저기로 의사를 찾아다니는 일은 없어졌으나, 아직도 원인규명에 대해서는 체념하지 않은 것 같다.

88. 거식증, 과식증: 신체 조절의 불능 상태

H 양은 올해 갓 19세가 된 여대생으로 어릴 때부터 책 읽기를 좋아하고 말 잘 듣는 '착한 아이'로서 자랐다. 신장 153cm, 체중 50kg의 좀 통통한 체격이었으나 남자 친구로부터 그런 점을 지적당한 후부터 과격한 다이어트를 시작하였다.

약 2개월 후에는 체중이 H 양의 목표인 40kg에 도달하였으나 그 무렵부터 생리가 멈추고, 조금만 먹어도 하복부가 부풀은 것 같은 불쾌감으로 구토를 하고 그 때문에 설사약도 남용하게 되었다. 그 후에도 체중은 계속 감소하였으나 학교나 아르바이트 등은 계속 열심히 했다.

그런데 이때 몇만 원 어치의 과자류를 사거나, 심야에 냉장고를 뒤지는 등, 먹을 것에 대한 이상한 행동을 보이기 시작하고 케이크 10개에 우유 2ℓ나 한꺼번에 먹고는 전부 토해버리는 상태에 이르렀다.

H 양은 무기력감이 심하게 생겨도 자기 체중을 고집하여 '다이어트가 제대로 안 된다. 무슨 좋은 방법이 없을까' 하고는 울고불고 하면서 어머니를 괴롭히는 일이 잦았다. 체중은 드디어 33kg이 되고 수족은 뼈에 가죽을 씌운 것같이 보였으나 '내가여위었다고 생각하지 않는다'며 치료를 거부했다.

거식증(신경성 무식욕증)과 과식증을 일괄하여 식행동이상이라고 하며 사춘기 여성에게 잘 발생한다. 주요 증상은 신체적인 기초질환이 없는데도 불구하고 단기간에 현저한 체중감소와 섭식, 체중에 관한 완고하고 부정적 태도, 무월경이다. 이런 여성들은 음식물에 대한 관심이 높고 음식물의 절취, 모아 두기, 숨어 먹기와 함께 자주 구토를 하게 된다.

H 양 같이 병 이전에는 반항기가 없고 비교적 지적수준이 높은 아이들에게 흔하며, 극단적으로 수척하면서도 대단히 활동적이므로 주변에서도 병이라는 것을 알아차리는 것이 늦어진다. 과식증의 경우는 환자는 무기력하고 집에만 있고 싶어 하고 가정 내 폭력이나, 특히 모친에 대한 격한 애증, 그리고 자해행위도 한다.

이런 유형의 병은 수척한 것이 아름답게 평가되는 현대적 산물이라고도 말하나, 최근 일본에서는 과식증이 특히 증가하고 있다. 거식증, 과식증은 심리적 원인이 크게 관여하는 것이며 그 근본에는 성숙한 여성이 되는 것에 대한 주저와 거부가 있다고 한다.

89. 나르콜렙시: 수마와의 싸움

I 씨는 38세인 종합상사의 과장이다. 명랑한 성격이고 부하들로부터 신뢰도 두터우나, 초등학교 때부터 있던 수마(睡魔)와의 싸움은 매일 계속되고 있었다. 이 발작성이라고도 할 수 있는 수마로 시간과 장소를 가리지 않고 수업 중이나 중요한 회의 중에도 졸기 일쑤여서 초등학교 선생님으로부터 '잠꾸러기'란 달갑지 않은 별명을 얻었다.

차를 운전하다가 두 번이나 수면발작에 빠져 중앙선을 넘어 맞은편에서 오는 차와 부딪칠 뻔도 했다. I 씨는 수면발작 이외에도 크게 웃었을 때는 매번이라고 해도 좋을 정도로 전신에서 힘이 빠져 축 늘어지는 버릇이 있고, 밤에 막 잠들 무렵에는 가위에 눌려 인기척이나 말소리를 느낀 적이 있다

Ⅰ 씨는 이러한 증상은 장기간에 걸친 자신의 버릇이라 생각하였으나, 최근 회의 중의 졸음에 대해 부장으로부터 힐책을 받고 몹시 부끄러웠다. 그런 때에 우연히 텔레비전의 건강 상담에서 자기와 비슷한 증상의 이야기를 듣고 의사와 상담하기로 결심했다. Ⅰ 씨는 우선 내과 의사를 찾아갔는데 거기서 '간질발작의 가능성'이라고 하여 정신과를 소개받았다.

나르콜렙시(Narcolepsy)는 Ⅰ 씨의 경우와 같이 수면발작, 정동에 의해 유발되는 탈력발작 및 수면개시의 가위눌리기 체험과 환각을 3대 특징으로 하는 뇌의 질환이다. 보통 10대에서 시작하며, 성벽, 게으름 등이라는 주위 사람들의 말에 본인도 그렇게 생각해 버리는 경우가 많다.

내과의사의 오진에 의한 간질발작과의 구별은 간단하며, 나르콜렙시의 뇌파검사에서는 정상 소견과 더불어 쉽게 수면뇌파의 이행을 볼 수 있는데 반해, 간질에서는 이상적인 뇌파활동이 출현한다. 원인은 불분명하나 중추신경계의 수면, 각성의 리듬을 형성하는 것의 조절장애로 보고 있다.

Ⅰ 씨의 경우는 각성을 높이는 중추신경계 자극제의 소량 투여로 여러 증상을 극적으로 개선하였다. 병이 나은 기쁨과 함께 Ⅰ 씨는 '이제까지는 자주 힐책을 당했으나, 병이란 것을 알고 누명을 씻은 것 같은 기분이고 상쾌합니다'라고 감사의 말을 하였다. Ⅰ 씨의 긴 수마와의 싸움도 결국은 끝났다.

90. 치매증: 뇌의 노화와 변성

 J 씨는 60세로 회사를 정년퇴직 하고는 아들 부부와 손자들과 함께 생활하고 있다. 수년 전부터 가벼운 건망증과 기운이 없는 것같이 보이더니 그것이 점점 심해져 금방 식사한 것을 잊고 며느리보고 밥상을 차리라고 요구하거나, 혼자 외출하여 길을 잃고 경찰에 보호되는 신세가 되기도 하였다.

 또한 낮과 밤이 뒤바뀌어 저녁때가 되면 꼭 '손자나 딸이 와 있으니 차를 대접해'하면서 주방에서 어슬렁거리는데, J 씨에게는 실제로 손자나 딸의 모습이 보이거나 들리는지 혼자서 자문자답하는 일이 많아졌다.

 또 본인은 아직도 회사에 근무하고 있는 것같이 낮에는 앉아서 열심히 기계를 만지는 흉내를 낸다. 깔끔한 성격이었던 J 씨가 수도꼭지를 잠그지 않아 바닥에 홍수가 나게 하거나, 드디어는 방에다 대변까지 보게 되고, 아들 얼굴을 보아도 누구인지 알아보지 못하였다.

 일본도 본격적인 고령화 사회를 맞이하여 치매증이 사회문제시 되는 심각한 뇌질환이 되었다. 치매증은 그 원인에 따라 뇌의 혈관 장애로 뇌세포의 영양부족과 세포괴사가 생기는 뇌혈관성 치매증과 원인불명의 대뇌변성과 위축이 생기는 알츠하이머형 치매증으로 분류된다.

 병의 초기에는 가까운 과거의 기억이 주로 장애를 받으나, 병이 진행되면서 먼 과거의 기억도 손상을 받아 가까운 사람의 얼굴을 보아도 누구인지 구별하지 못한다. J 씨의 경우같이 '야간 섬망'이라고 하여 시간이나 장소를 짐작할 수 없고 사람이나 동물의 모습이 보이는 경우도 있다.

알츠하이머형 치매증은 유감스럽게도 원인불명이지만 미국에
서는 최근 거액을 투자하여 연구개발팀을 편성하고 적극적으로
원인 규명을 진행하고 있다. 일본에서도 뇌혈류를 개선하고 쇠
퇴한 뇌세포의 대사를 활성화하는 '항치매약'이 개발되었다. 현
시점에서 치매증 자체의 치료는 곤란하다. 그것에 수반하는 야
간섬망 등의 개선으로 노인성 치매의 가정보호 간호가 쉬워지
는 경우도 있으므로 전문의에 의한 치료가 필요하다.

8장 뇌에 작용하는 약

이 장에서는
대표적인 뇌 질환에 대하여
현재 널리 쓰이는 약을 설명한다.
물론,
이들은
그 효력과 부작용에 대해
의사의 설명을 충분히 듣고
지도하에서 사용하는 약이며,
안이하게 사용해서는 안 된다는 것을
미리 말해 둔다.

91. 치매에 듣는 약

노망의 원인과 그 정도는 다양하다. 노령이 되고 나서 어느 정도의 노망기는 피할 수 없는 노화현상의 하나이며, 특별한 치료의 대상은 되지 않는다. 현재로서 가장 문제가 되는 것은 빠르게는 50세 전후부터 발병하는 알츠하이머형 노년치매이다. 그러나 그 원인은 아직 분명하지 않으므로 유감스럽지만 현재로서는 근치적인 치료약이 없다.

그러나 이 질환에서는 뇌가 정상 상태를 유지하기 때문에 중요한 역할을 하는 신경전달물질인 아세틸콜린, 도파민이나 노르아드레날린의 작용이 나빠졌다는 것은 확실하다. 따라서 이들 신경계통의 활동을 제고하는 작용을 갖는 약이 개발되어 실제로 사용하기 시작하였다.

이러한 약 중에는 세리포드, 에렌이나 오이날란이 있다. 그 외에도 파킨슨병의 치료약인 시메트렐(Symmetrel)이 효과 있는 경우도 있다. 또한 뒤에서 말하는 뇌 혈액의 흐름이나 대사를 개선하는 약도 어느 정도 효과는 인정되므로 병용하는 경우가 많다.

다만, 이런 약의 공통점은 자발성의 저하, 정서장애 등에 대해서는 효과가 있으나 노망에서 가장 중요한 증상인 지적 기능의 저하에 대해서는 충분한 효과를 기대할 수 없다. 이에 대해서는 현재의 노망에 대한 연구 진도로 보아서는 앞으로 계속 새로운 약이 개발될 가능성이 높으므로 그 결과를 기대할 수밖에 없다.

뇌졸중 후반기에 생기는 혈관성 치매의 치료법도 근본적으로는 이것들과 같다. 여하튼 현시점에서는 약에 의한 치료에는

한계가 있으므로 가정에서의 따뜻한 간호와 중증환자에 대한
의료시설의 확충이 가장 중요한 일이라고 할 수 있다.

92. 정신분열증에 듣는 약

정신분열증은 현재, 뇌 속의 도파민신경계가 이상하게 과작
용함으로써 생기는 것으로 보고 있다. 따라서 그 치료약도 이
증상에 대해 억제하는 작용을 가진 것이 주로 사용되고 있다.
그러나 모든 증상이 이 증상과 관계되는 것이 아니며, 그 치료
에는 증상에 대응하는 약을 사용하는 것도 필요하다.

우선, 환각, 망상이나 사고장애 등 정신분열증의 양성증상이
라고 부르는 것은 비교적 약으로 조절하기 쉬운 증상이며, 도
파민의 역할을 억제하는 작용을 갖는 셀레네스, 콘토민이나 힐
나민 등이 주로 사용된다. 흥분 상태가 심한 경우에는 진정작
용에 잘 듣는 콘토민, 힐나민이나 로도핀 등이 효과적이다. 양
성증상이 심할 경우나 흥분 상태가 격할 때에는 보다 효력이
빠른 주사약을 사용하기도 한다.

또한 약의 복용을 규칙적으로 할 수 없어 충분한 효과를 볼
수 없다고 생각되는 환자는 근육 내에 주사함으로써 장기간 효
력을 발생하는 하로만스라는 약을 1개월에 1회 정도 사용하기
도 한다.

한편, 희로애락의 감정이 적고 일상생활 전반이 단정치 않으
며, 하루 종일 방 속에 박혀 있어 아무것도 하지 않는 음성증
상이 두드러질 때에는 정신을 부활(활성화)하는 효과가 있는 오
립, 호리이나 페크톤 등이 사용되나 치료효과는 불충분하다. 도
구마틸은 활성화 효과와 함께 울증 상태를 좋게 하는 작용도

있다.

그러나 이 약들은 정도의 차이는 있으나 모두 부작용이 있으며, 복용 초기에 가장 문제가 되는 것은 파킨슨병과 유사한 증상이 나타나는 일이다. 이것을 방지하기 위해서 보통은 항콜린약(아텐이나 아네키톤 등)이 동시에 투여된다.

또한 장기간에 걸쳐 약을 복용하였을 때는 자발성 이상운동(혀, 입 주변이나 수족에 나타나는 불수의 운동)이 발현할 수 있는데 그 치료는 상당히 어렵다. 주로 약물요법의 진보에 따라 사회복귀가 가능한 환자수도 증가하였으나 아직도 이 병에 대한 사회적 수용태세가 결핍되어 있는 것은 유감스러운 일이다.

93. 조울증에 듣는 약

조울증에는 조증과 울증이 교대로 발현하는 것(쌍극형)과 단독으로 반복하는(단극형) 것이 있으나 각 병에 대한 치료법은 큰 차이가 없다. 우선 조증은 증상이 심한 경우에는 진정시키기 위한 목적으로 정신분열증에 사용하는 것과 같은 항정신병약을 사용한다. 단 기간 내에 같은 증상을 반복하는 환자는 정상으로 회복해도 다음 발증을 예방하기 위해 리머스나 데클레톨 같은 예방약을 투여한다.

울증에 사용하는 약으로는 작용방식이 다른 많은 것이 개발되어 증상에 따라 약의 선택이 필요하다. 우울한 기분, 불안감, 초조감이나 불면이 심한 환자에 대해서는 토프라닐(Tofranil)이나 트리프타놀 같은 약이 사용된다. 트리프타놀은 진정이나 항불안 효과가 강하므로 불안감과 초조감, 불면이 뚜렷한 울증환자에게는 특히 효과가 있다고 한다.

한편, 아무것도 하고 싶지 않거나, 아무것도 생각할 수 없다는 억제증상이 심한 환자에는 파토프란, 놀리토렌이나 루디오밀 등이 효과적이다. 보통 이들 약은 소량에서 조금씩 증량하면서 1~2개월 정도 상태를 본다. 만일, 효과가 없으면 다른 항울증약으로 변경한다.

그러나 어떤 항울증약도 정도의 차이가 있어 졸음, 현기증, 입속이 마르거나, 변비나 방뇨곤란 같은 부작용이 있으므로, 특히 고령자에게는 비교적 항콜린작용이 적은 약을 선택할 필요가 있다. 부작용이 강할 때나 고령자에게는 도구마틸을 흔히 사용한다.

울증환자는 물론 약에 의한 치료가 필요하지만 그것 못지않게 가족을 포함한 주위 사람들이 당사자의 고통을 충분히 이해하고 심신의 휴식을 취하도록 최대한의 배려가 필요하다. 어설프게 질타 격려하는 일은 자살이라는 최악의 사태가 우려되므로 삼가야 한다.

94. 신경증에 듣는 약

신경증의 일반적 증세는 불안감이나 자기 몸에 관한 여러 가지 이상(신체 증상)을 호소하는 일이 많다. 신체증상이 심해지면 불안감이 증대하고 불안이 증대하면 다시 신체증상이 심해지는 악순환이 이루어진다. 따라서 불안을 경미하게 함으로써 이 악순환을 차단하는 것이 주된 치료이므로, 신경증에 사용되는 약은 이른바 항불안약이다.

아트락신 같은 오래된 항불안약 중에는 습관성이 되기 쉽고, 약을 중단하면 이탈증상이 심하게 나타나는 것이 문제였다. 그런 점에서 최근의 벤조다이아제핀계를 주로 하는 약에는 그러한 경향이 적어 사용하기 편리해졌다.

항불안 작용의 강도는 약에 따라 상당히 차이가 있다. 작용이 비교적 약한 약으로는 콘톨, 셀레날, 레스밋이나 하이롱 등이 있고, 반대로 작용이 비교적 강한 것으로는 셀신, 세파존, 렉소탄이나 와이팍스 따위가 있다. 렉소탄이나 와이팍스는 강박 증상에 대해 유효하다. 벤조다이아제핀계 이외의 것인 리제에는 중등 정도의 불안감, 초조감이나 긴장을 완화시키는 작용이 있으며, 디파스는 항불안 작용 외에 항울증 작용도 있다.

신경증의 종류와 증상의 강도에 따라 앞의 약 중에서 적절한 것을 선택하나, 일반적으로 불안신경증, 심기 신경증이나 억울 신경증에는 항불안약이 비교적 효과적이고 공포증, 강박신경증이나 히스테리에는 듣지 않는 경향이 있다.

따라서 신경증치료에는 심리요법도 큰 몫을 차지하므로, 이것과 약물요법을 적절히 조합하는 것이 가장 중요하다고 말할 수 있다. 또한 고령자는 부작용이 출현하기 쉬우므로 비교적 완화한 작용을 갖는 약을 사용할 필요가 있다.

95. 불면증에 듣는 약

수면장애(불면)는 잠들기 어려움(입면장애), 충분히 잔 것 같지 않음(숙면장애), 아침 일찍 눈을 뜸(조조각성) 등이 있다. 수면장애를 호소하는 사람은 의외로 많고 특히 고령자는 심한 불면을 자주 볼 수 있다. 주위에서 보면 잘 자고 있는 것 같아도 숙면할 수 없다고 호소하는 환자가 있는 것도 사실이다.

따라서 단순히 환자가 '잘 수 없다'는 말만으로 바로 수면약을 주는 것은 바람직하지 못하며, 우선 충분히 불면 원인을 조사한 후 그 원인을 제거하는 치료를 처음, 혹은 약복용과 동시에 수행하는 것이 바람직하다. 또한 수면약의 사용에 대해서 '일생 동안 먹어야 되는 것이 아닌가' 또는 '노망이 생기는 것이 아닌가'하고 과도하게 걱정하는 환자가 많으므로 의사로부터 충분한 설명을 들은 후에 치료를 시작하는 것도 중요하다.

수면약에는 바르비투르산계(Barbiturate), 비바르비투르산계, 벤조다이아제핀계와 그밖에 여러 가지가 있다. 바르비투르산계, 비바르비투르산계 수면약은 보통 계속해서 사용하면 내성이 형성되기 쉽고, 중지하면 이탈증상을 일으키기 쉬운 결점이 있다. 그러므로 현재 가장 널리 사용되고 있는 것은 벤조다이아제핀계 수면약이다. 이 중에도 여러 가지 종류가 있어 각각 효과의 지속시간에 차이가 있으므로 수면장애의 성질에 따라 구분해서 사용하여야 한다.

원칙적으로 수면장애 환자는 단시간 작용형의 약, 즉 할시온(Halcion)이나 레돌민 등이 사용된다. 한편, 숙면장애 조기각성 환자에 대해서는 소메린, 벤자린, 달메인(Dalmane)나 세락스(Serax) 같은 장시간 작용형의 것을 사용하나 이것들은 특히 노인에 있어서 다음날 아침까지 효과가 지속되거나 매일 밤 사용하면 약이 항시 체내에 잔류하여 주간에도 졸음이 오는 상태를 나타내므로 주의가 필요하다.

수면장애가 극단적으로 심한 경우에는 때때로 콘토민이나 힐나민 같은 항정신병약을 사용하기도 한다.

96. 간질에 듣는 약

간질에는 여러 가지 발작형이 있어 항간질약에도 작용 방식에 따라서 여러 가지가 있다. 따라서 실제로 목격되는 발작 상태와 뇌파검사 등에서 얻어진 소견을 근거로 하여 정확한 진단을 하고, 그 발작형에 가장 효과 있는 항간질약을 사용하는 일이 중요하다. 이상적인 방법은 가장 적합한 하나의 종류로 치료하는 것이 요망되나 반드시 그렇게 할 수 없는 경우도 있다.

약의 선택을 잘못하거나 필요 이상 투여하면 오히려 발작 횟수가 증가하므로 전문의에 의한 엄중한 지도하에 치료를 받는 것이 원칙이다. 현재는 거의 대부분의 항간질약에 대해 혈액 중의 농도를 측정할 수 있으므로 이것을 참고로 하여 적량을 결정한다. 간질 환자의 일부는 뇌 수술을 실시하는 경우도 있으나 치료의 주체는 어디까지나 약물요법이다

그러나 현재 사용되는 항간질약의 대부분이 간질발작의 근원인 뇌의 이상 흥분의 전파를 막는 작용이므로 간질에 대한 근치약이라고는 말할 수 없다. 따라서 약물요법의 주안점은 좀 더 부작용이 일어나는 것을 억제하면서 최대의 치료효과를 얻을 수 있는가에 있다.

일반적으로 전신경련발작(대발작)에 대해서는 알레비아틴, 페노발이나 디파켄이, 부분발작에는 디글레톨이나 알레비아틴이 제1선택약으로서 사용한다. 그러나 복잡한 부분발작(정신운동발작)에서는 발작을 완전히 억제하기란 매우 어려운 상태이다. 결신(缺神)발작(소발작)은 자론틴이나 디파켄으로 조절한다. 소아기에 볼 수 있는 웨스트 증후군이나 레녹스 증후군에는 리보토릴 등이 사용되나 이것도 난치성인 것이 많다.

또한 발작이 연속해서 생기는 발작상태는 세르신을 정맥 내에 주사함으로써 거의 멈추게 할 수 있다. 최근에는 간질발작의 약 70%는 약으로 억제할 수 있으나 최종적으로 약을 중지하기까지는 장기간을 요하므로 끈기 있는 치료가 필요하다.

97. 파킨슨병에 듣는 약

파킨슨병의 기본적 치료법은 어떤 원인으로 뇌 속의 도파민 신경계가 파괴된 결과로서, 도파민 부족을 보충할 목적으로 체내에서 도파민으로 전환하는 L-도파를 복용한다. 실제로는 L-도파를 단독으로, 혹은 복용한 L-도파가 뇌에 도달하기 전에 분해되는 것을 방지하기 위한 약을 배합한 메네스트(Menest)나 네오도파졸(Neodopasol) 등을 사용한다. 이것들은 근육이 굳어진 상태(근고축)나, 움직임이 적어진 상태(과동)에는 잘 듣는다. 또한 떨리는데(진전)에 대해서는 아텐이나 아네키톤 등의 항콜린약을 병용한다.

항콜린약 병용은 뇌 속의 도파민신경계의 기능이 저하하였기 때문에 상대적으로 과작용이 된 아세틸콜린신경계의 활동을 억제하는 것에도 큰 의의가 있다. 그러나 L-도파를 중심으로 한 치료에도 여러 가지 문제점이 있다는 것이 판명되었다.

현재로는 L-도파나 그 배합제와 함께 도파민신경계의 활동을 높이는 시메트렐이나 파를로델(Parlodel)이란 약도 활발하게 사용되고 있다. 또한 최근에는 걷기 시작할 때 발이 앞으로 나가지 않는 현상에 대한 약으로서 도프스란 신약을 사용하고 있다.

항파킨슨병약의 부작용으로는 위장증상(구토나 식욕부진), 정신증상(황각, 초조나 착란), 이상운동(디스키네디아) 등이 있다. 이들

에 의해 약의 내복이 어려울 경우에는 니코린 주사약이 일시적
으로 사용되기도 한다. 어쨌든, 그 치료에는 증상과 부작용 상
태에 따른 세밀한 약 조절이 필요하므로 전문의의 지도와 치료
가 필요하다.

98. 두통에 듣는 약

두통의 대부분은 일과성 원인으로 생기는 것으로 걱정할 필
요가 없으나, 때로는 뇌종양, 뇌출혈이나 거미막하 출혈 등의
뇌의 질병, 녹내장이나 측두동맥염 등의 눈이나 전신의 질병
같은 중대한 것의 한 증상일 수도 있으므로 주의가 필요하다.

수년 동안 계속되는 만성두통 중에서 가장 많은 것은 근수축
성 두통과 편두통인데, 중요한 것은 막연하게 시판하는 두통약
을 계속 먹을 것이 아니라, 한번은 전문의에 의한 올바른 진단
과 치료를 받는 것이다.

근수축성 두통은 목, 어깨나 두부근육이 수축하며, 혈액순환
도 나빠지므로 스트레스나 경추이상의 원인이 되는 경우가 많
다. 심한 두통은 적고 주요 증상은 머리가 무겁다든가 조여 드
는 것 같은 것이다.

따라서 스트레스를 해소하고 불안을 제거하는 동시에 근육의
긴장을 푸는 작용을 함께 갖는 디파스나 세르신, 근이완약인
미오날과 아로프트, 말초혈액순환을 개선하는 유베라니코티네이
트 등이 병용된다. 또한 상반신 체조를 하거나 목욕할 때 어깨
나 목의 근육을 마사지하는 것도 두통을 가볍게 하는 데 좋은
방법이다.

편두통은 주로 뇌 밖의 혈관이 일시적으로 수축한 후에 역으

로 확장됨으로써 생긴다. 전형적인 편두통은 전구증상으로 번쩍번쩍 빛나는 것이 보이거나, 섬광이 나타나거나, 한쪽이 보이지 않은 눈의 증상이 있은 후에 한쪽으로 맥과 일치한 두통이 생긴다.

그러나 이러한 전구증상이 없거나 양쪽성으로 생기는 경우도 많다. 어느 경우든 치료 원칙은 같으며, 1개월에 1회 이하로 횟수가 적은 경우에는 전구증상의 시기 혹은 두통이 일어나기 시작하면 가능한 빨리 가펠고트나 클리아민 A 등의 혈관을 수축하는 작용을 하는 약을 복용한다. 빈도가 높은 사람은 예방약의 복용이 필요하며 디히델코트, 도그마틸, 트리프타놀, 펠지빈 같은 작용이 다른 약을 선택하여 사용한다.

99. 어지러움, 이명에 듣는 약

어지러움, 이명은 때로 수술의 대상이 될 수 있는 기질성 병변(器質性病變)에서 유래하는 것이므로 우선 원인에 대한 감별진단이 필요하다. 갑자기 어지러움이 발작할 때는 보통 구토가 수반하므로 약을 내복할 수 없는 경우가 많고, 안전을 유지하면서 메이론이나 세르신을 주사한다.

심한 어지러움일 경우에 스테로이드호르몬(Steroids h.)을 투여하기도 한다. 약을 먹을 수 있을 때에는 트라벨민 등의 항히스타민 약도 효과가 있다. 간결기(間缺基)에는 말초성, 중추성이나 심인성 어지러움 같은 원인과 병소의 차이에 따라 세로크랄이나 세파돌 등의 추골동맥계의 혈액순환을 개선하는 약, 이소메닐르나 메리스론 등의 내이혈액순환 개선약, 항불안약을 포함한 진정약, 베레르갈나 하이제트 등의 자율신경조정약 등을 적이 선택하여 사용한다.

이명은 본인만이 자각하여 원인이 뚜렷하지 않은 것이 많다. 여러 가지 뇌 순환 개선약, 비타메진이나 메티코발 등 비타민 B_{12} 제제나 근이완약 등이 우선 사용되며, 심인성 요소가 강한 사람에게는 앞에서 말한 항불안약이나 항울증약도 사용한다. 하이데르진(Hydergine)이란 약도 효과가 좋다. 또한 환자에 따라서는 스테로이드호르몬(Steroied h.) 투여나 리도카인(Lidocaine)이란 극소마취약을 정맥 내에 주사하는 경우도 있다.

100. 뇌혈관 장애에 듣는 약

뇌혈관 장애에는 뇌졸중(뇌출혈, 거미막하출혈과 뇌경색), 일과성 뇌허혈발작이나 이른바 뇌동맥경화증이 있다. 뇌졸중에 대한 치료는 발병 직후의 급성기와 후유증상이 잔존하는 만성기로 크게 차이가 있다. 급성기에는 반드시 뇌의 부양이 생겨 사망에 이르기도 하므로, 이것을 예방 또는 경미하게 하기 위해 글리세올이나 만니톨(Mannitol) 등의 항뇌부종약을 주사한다.

물론, 뇌출혈이나 거미막하출혈에 대해서는 지혈약이, 뇌혈전에 대해서는 혈전을 용해하는 목적으로 우로키나아제(Urokinase) 등이 사용된다. 혈압조절도 중요하다. 거미막하출혈의 대부분과 뇌출혈이나 뇌혈전의 일부는 수술이 필요하며, 그 시기를 적절하게 선택하는 것이 필요하다.

만성기에는 후유증치료를 위해 이른바 뇌 순환대사 개선약이 주로 쓰인다. 이것에는 뇌혈관을 확장하여 혈류를 증가시키는 것과, 뇌 대사를 활발하게 하는 것이 있는데 보통 발병에서 적어도 1개월이 경과한 후에 투여한다.

　여러 종류의 약이 있으므로 고혈압, 심기능 저하나 정신증상 등을 합병하는 환자에는 각각에 대해 작용하는 약을 조금 선택 하여 사용한다. 이들 약은 마비나 언어장애 등의 신경증상에 대해서 크게 기대할 수 없으나 두통, 어지러움이나 어깨가 뻐 근한 증상 등의 자각증상에 대해서는 가장 효과가 있고, 나아 가서 자발성 저하, 의욕감퇴나 정서장애 등의 정신증상에 대해 서도 유효하다.

　일과성 뇌허혈 발작은 뇌 속의 소혈관이 막혔다. 곧 재개통 함으로써 생기는데 장래에 더욱 심한 뇌혈증을 일으킬 전구증 상인 경우가 많으므로 주의가 필요하다. 따라서 이것을 예방할 목적으로 혈소판이 굳어지는 것을 방지하는 작용이 있는 바파 린이나 파나르진 등이 사용된다. 뇌동맥경화증에 대한 치료약 은 뇌졸중의 만성기에 사용하는 것과 같은 뇌 순환대사 개선약 이다.

뇌 100가지 새로운 지식

그 형태, 기능에서 질환까지

초판 1쇄 1993년 06월 30일
개정 1쇄 2019년 03월 25일

지은이 모리 아키다네
옮긴이 전파과학사 편집부
펴낸이 손영일
펴낸곳 전파과학사
주소 서울시 서대문구 증가로 18, 204호
등록 1956. 7. 23. 등록 제10-89호
전화 (02)333-8877(8855)
FAX (02)334-8092
홈페이지 www.s-wave.co.kr
E-mail chonpa2@hanmail.net
공식블로그 http://blog.naver.com/siencia

ISBN 978-89-7044-870-1 (03510)

도서목록
현대과학신서

도서목록
BLUE BACKS